公益財団法人河野臨床医学研究所北品川クリニック所長
築山 節

定年認知症にならない 脳が冴える 新17の習慣

集英社

定年認知症にならない　脳が冴える新17の習慣

目次

第二章　定年と認知症はどう関係するか

第三章　まず脳幹を守れ

第四章 あなたの中の動物、大脳辺縁系

はじめに

あなたは、いつ定年を迎えますか？
この先、認知症になるのではと心配ですか？
年をとれば、誰でも認知症になると考えていますか？

世の中には、ボケることなく一生を終えている人がたくさんいます。
頭の働きを維持するために、何がほんとうに大切かごぞんじでしょうか。
それは毎日、記憶力を鍛えたり、市販の脳トレ・ドリルをやることでしょうか。

わたしの考えるいちばんの近道、それは、自分の脳の正しい取り扱いをマスターすることです。

認知症とは、いわば脳の働きが「枯れてしまう」病気です。ですが、脳を枯れさせないコツは、一般の人にできないような、むずかしいものではありません。

たとえば、植物を枯れさせないためには何が必要でしょう。適度に水を与え、よぶんな枝を切り、季節に合わせて環境を整える。このような世話をすることだと思います。そしてそれを実行するのはむずかしいことではなく、知っていれば誰でもふつうにできることです。

わたしたちの脳も同じです。

一　年齢に合わせて適切に食事を摂り、体重を増やさない努力をして、からだの健康を維持する。

二　ものを読む、見る、歩く、そして文字を書く。これらを通じて基本的な脳の働きが維持できるような脳の使い方をする。

三　一年に一度くらいのペースで自分が行っていることに対する世の中の評価を受け、自分でもはっきりと成果を得られるような脳の育て方を、毎日行う。

四　一から三の具体的な方法を本人がしっかりとつかむ。

これらが脳の働きを枯れさせない究極のコツです。一〜三は、植物に対する水やりや環境を整える作業にあたります。四は、わたしたちが誰でも定年前後までは意識せずともできていることです。

皮膚や肝臓と同じように脳も再生します。脳にも幹細胞（※増えて若返る細胞のもと）のあることがわかりました。大事に使えば、人間の脳は一生枯れることがなく成長し続ける、驚異の臓器なのです。

多くの人の場合、定年は六〇代で迎えるだろうと思います。脳神経学的に見てこの年齢からは、いよいよ自分で意識して、自分のからだ、自分の脳のハンドルをしっかり握り、うまくコントロールしていかなければなりません。

それなのに定年を機に、むしろ自分のからだと脳の操縦をやめてしまったり、他人頼みにしてしまうのはきわめて危ういだけでなく、あまりにももったいないことです。

この本は、わたしの脳神経外科医としての三〇年以上の経験をもとに、脳の取り扱い方法を書いたものです。なかでも、定年後に認知症にならない、脳の機能が枯れないための方法に最も焦点をしぼりました。

わたしはこれまで一万人以上の脳の病気の患者さんを診てきました。その中にはもちろん認知症の患者さんもいて、なぜ脳の機能が枯れそうなのか、数千のケースに接しました。じつは、認知症は、原因があれば三〇代の若年層から高齢層まで等しく発生します。この本は、そのような臨床経験にもとづいて書いています。

脳が枯れないようにするコツには、わかりやすく三つのステップがあると思います。それは、脳の守り方、脳の使い方、脳の育て方、この三つです。これらをきちんと理解していただければ、真の意味で脳の取り扱い方がマスターできるだろうと思います。

そもそも、正しい脳の取り扱いは何歳であっても知っているべきものだと思います。そしてそれを、できるだけ早くあなたの人生に取り入れることをおすすめします。

わたしが最初に申し上げた、年をとっても元気でいる方たち、いくつになってもボケずに元気で暮らしている方たちをよく見てみると、みなさん、この三つのステップがうまくできています。

つまるところ、三つのステップをほんとうにわかって実践していただければ、誰でも永遠の脳の若さが得られるのではないかと、わたしは考えています。

本書において

1 「脳機能（の）低下」は、もの忘れなど、日常生活の中で睡眠不足、過労、ストレスなどにより記憶力や思考力、判断力といった脳の働きが一時的に鈍くなった状態をいいます。

2 「軽度認知障害（ＭＣＩ）」は、記憶、決定、理由づけ、実行といった脳の認知機能のひとつに問題が生じているが、日常生活に差し障りはない状態をいいます。

3 「認知障害」は、見当識（＝自分が置かれている状況を認識する基本的な認知能力）を含む複数の認知機能に問題が生じ、日常生活に助けが必要な状態をいいます。

4 「高次脳機能障害」は脳の損傷により認知機能を含む高次の脳機能に知能低下、記憶障害、注意障害、失語、人格変化などの症状が生じ、治療の必要な状態をいいます。

5 「認知症」はアルツハイマー病などの病気により記憶と見当識を含む複数の認知機能に著しい問題が生じ、社会生活や日常生活が困難な状態をいいます。

＊著者は一九九二年より脳手術のアフターケアとして「高次脳機能外来」を開設、1～5すべてのケースの診療にあたっている。

装丁｜アルビレオ
写真（カバー・帯）｜中野義樹
図版｜玉井いずみ

第一章

あなたの脳の状態を知る

脳機能は大きく三つの層に分けられる

わたしは、人の脳の状態を考えるとき、大脳生理学の時実利彦《ときざね》博士（東京大学　一九〇九〜一九七三）や神経科学のポール・マクリーン博士（アメリカ国立精神衛生研究所　一九一三〜二〇〇七）といった、かつてのすばらしい研究者たちが述べていたモデルをヒントに考えることにしています。

それは、脳を機能的に三つの層で考えるというものです。「脳の三層構造」モデルと呼びましょう。

第一層　脳幹　　　（生命の中枢）
第二層　大脳辺縁系（感情の中枢）
第三層　大脳新皮質（理性の中枢）

これは脳の本質にせまる鋭いモデルで、提唱されてから数十年たった今も、わたしたちが自分の頭の中がどうなっているかを理解するうえで最も役立つ基本的な概念です。

脳は場所によって細かく機能が異なることはよく知られていますが、このように大きな階層構造でとらえると、立体的に全体の活動イメージをつかむことができます。それぞれの層をかんたんに説明しましょう。

脳機能の三層構造

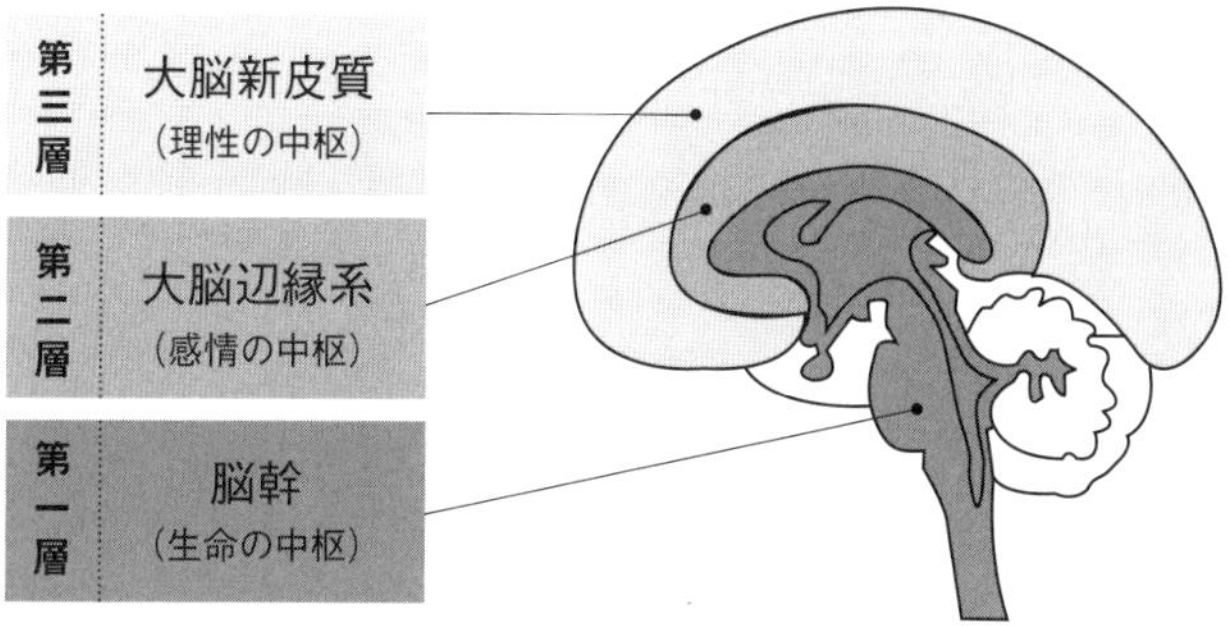

脳幹は生命維持

第一層の脳幹は生命の中枢で、ここに眠りと覚醒、心臓、呼吸、自律神経などの中枢があります。

脳幹の担う役割を並べるとわかるように、第一層が正しく機能しないと人は生存することさえむずかしくなります。

第一層がつかさどるのは、生命の維持には必須の土台というべき脳機能で、この層に負荷をかけないことが脳を守る第一歩です。

大脳辺縁系は感情と欲望

第二層の大脳辺縁系は、第一層（脳幹）の上にある感情や欲望の中枢です。

脳機能は第一層から順に立ちあがっていきます。感情（第二層）は理性（第三層）より下位にありますが、第二層の大脳辺縁系は、第三層の大脳新皮質と通信し合うことで適切にコントロールされています。

もし、大脳辺縁系が過剰に興奮してしまうと、情報は上位の脳（第三層の理性中枢）に正しく伝達されず、高度な認知機能を担う第三層は機能を停止してしまいます。

この層は、ものごとに対する意欲や喜怒哀楽といった精神的なエネルギーを生み出しますが、そのたづなを、第三層の理性がしっかりと握っていることが重要です。

大脳新皮質は理性

第三層の大脳新皮質は、第一層（脳幹）・第二層（大脳辺縁系）の上にある理性の中枢です。

その大脳新皮質の中でも前頭葉は、複雑で高度な認知機能を発揮する、いわば脳の最高司令官ですが、わたしたちは生まれてすぐ大人のような脳機能を持つわけではありません。社会において成人とされるタイミングがまさに示しているように、大脳新皮質の神経ネットワークは生まれてから二〇年前後の歳月を経て完成され、大人らしい理性を持てるようになるのです。

第三層は進化の結晶

しかし、そのようにして培った理性中枢も、日々の訓練を怠ればすぐに機能の低下を起こします。

第三層は人類が勝ち取った知的精神そのものであり、進化の結晶です。

空を飛べるようになった鳥が、飛び続けるためにはずっと羽ばたかなくてはならないように、わたしたちの理性中枢も、磨き続けなくてはなりません。

努力をやめると、それまでの知的レベルにとどまることはできず、第三層の機能は短い間に低下していきます。

半年間、外国に赴任していた超多忙の弁護士さんが、帰国したら成田空港で日本語の数の数え方につまり、声に出して確認しなくてはならなかったというので、あわてて脳神経外科に駆け込んできたケースを診たことがあります。海外で暮らす間、日本語で数字を数えることはなかったのでしょう。仕事ばかりで日常の買い物や会計も他人任せだったかもしれません。

どんなに優秀な脳でも、必要な鍛錬をいつも続けていなければ、こと第三層の理性中枢に関しては、あっというまに急坂をすべり落ちてしまうのです。

脳は安定させる努力が大事

そして、これら三つの層には、取り扱ううえで共通して大事なことがあります。

それは、脳機能は自然に安定しているわけではなく、つねに安定させるような努力がなされているから安定しているのであって、その努力がなされなければすぐに不安定になる、ということです。このことをよく理解してください。

安定させる努力の内容は、層によって異なります。どんな努力をすればどの層にいい影響があり、安定につながるか、はっきりとわかって取り組めば、明日からあなたの生活は一変するでしょう。

定年認知症のリスクをチェックする

では以上をふまえ、これからチェックリストを示します。あなたは今後、定年をきっかけとする認知症を起こすリスクをどれくらい抱えているでしょうか。現状を確認してみてください。

（注）脳機能の低下に始まり、認知症を発症するにいたるリスクは、ふだんの生活の中にひそんでいます。リスクを知らず、安易に便利な生活を漫然と続けると、ある日突然、脳の不安定状態を引き起こす可能性はじゅうぶんにあります。

1　あなたが四〇代か五〇代ならばここをチェックしてください

- □ 仕事に自信がない。
- □ 帰宅時間が不規則である。
- □ 仕事に計画性がない。
- □ 二〇代に比べて、明らかに体重が増えている。
- □ 健康診断で、高血圧、糖尿病、脂質異常症、いずれかに指摘事項がある。
- □ 独身、趣味がなく、気軽に話せる友人、家族も近くにいない。
- □ 休みをじゅうぶんに取っていない。
- □ 一日中、一言も話さないことがある。
- □ 疲れ目、肩こりを自覚している。
- □ まったく外に出ない日、陽に当たらない日が何日もある。

2　あなたが六〇代以上ならばここをチェックしてください

- □ 健康診断では、指摘事項が二つ以上ある。

□ 体重は標準体重以上である。
□ 食事の量は、夜がいちばん多い。
□ 毎日お酒は欠かしたことがない。
□ 休みの日、土曜日、日曜日は外出したくない。
□ 家族との会話は少ない。
□ 自宅と仕事先の周囲以外、よく知っている場所はほとんどない。
□ 将来の計画は立てていない。
□ 何を摂るか、食事を自分では決められない。
□ テレビのない生活は考えられない。

いかがだったでしょうか。

チェックした数が多いほど、脳機能低下のリスクは高いと考えてください。

もし該当項目が半数以上にわたるなら脳機能の赤信号です。多かった人は反省し、日々、改善に努めましょう。

ただし、過度に悲観する必要はありません。この先の章を読み、正しく自分の脳を取り扱えるようになれば、リスクは自然にどんどん下がっていくはずです。

参考までに、二〇代、三〇代のためのチェックリストもご紹介しましょう。脳機能低下のリスクという意味では、若年層も決して無縁ではありません。

また、このリストは、四〇代以上の方が、自分の若いときの暮らしを省みるのにも有効です。

該当項目が多いほど、すでに脳に潜在的なダメージを蓄積している恐れがあります。

若いときから何十年も同様の生活が続いているなら、定年後に認知症を発症するリスクはさらに高まると考えてください。

□ 生活が規則正しくない。起床時間、就寝時間が一定でなく、毎日行う基本的な生活習慣も一定していない。
□ 仕事や付き合いのため、睡眠時間が安定して取れていない。たとえば毎日六時間程度の睡眠が取れていない。
□ 食事する時間が決まっていない。特に朝食はほとんど摂っていない。
□ アルコールを飲まない日はほとんどない。習慣的に毎日飲んでいる。最近はアルコールが睡眠薬代わりとなっている。
□ 毎日入ってくる情報の種類が偏っている。毎日勉強しているが、その内容は仕事のことばかりである。自宅に帰っても仕事のことばかりを考えている。

□ 残業時間がとても多い。休みも少なく、土曜日、日曜日も出勤している。
□ 趣味は仕事である。仕事以外、ほかに趣味はなく、気軽に話せる友人、家族も近くにいない。生活自体は引きこもりとあまり変わらない。
□ 健康診断で指摘事項がある。肥満、肝機能障害、高尿酸血症などが指摘されている。
□ 自分に自信があるということがない。将来何をするか、どんな能力を身につけていくかというキャリア・プランが不明確である。

二〇代、三〇代は身体の基本構造がまだまだフレッシュな時期です。先天的な病気以外、通常の生活を営んでいて病気にかかることは考えにくい年代であり、脳の構造においても、基本的な脳幹（第一層）や大脳辺縁系（第二層）の機能異常は少ないと考えられます。

しかし社会人となって以降、規則正しく生活していない場合、その生活習慣の乱れがさまざまな脳機能の異常を引き寄せてしまうことは、じゅうぶんに考えられることです。

もしこの年齢の間に日々反省することなく、場当たり的な生活と考え方で人生を過ごした場合、感情や欲望のコントロール能力に支障をきたし、その上の理性中枢（第三層）の構築を阻害するおそれがあると思われます。

確認した項目の裏の意味

脳機能の管理には、どんな人にも当てはまる基本原則があります。前出のチェックリストでは、それが自分でしっかり守れている状態かどうかを確認しました。

では、どんなことが脳機能を管理するうえで決定的に重要なのか、具体的に述べましょう。

（1）脳幹の機能を守れているか

脳幹は、生命中枢（第一層）です。睡眠と覚醒、体温調節など、生きていくために必須の機能をつかさどる土台中の土台といえます。

二〇代では自動調節機能がじゅうぶんに働いていますので、脳幹の働きを特に意識する必要はありませんが、それを過ぎると回復力は衰えてきますので、生活上、意識して脳幹を管理する必要性が出てきます。

それをあぶり出すために、前出のリストでは睡眠や食事の習慣を意識的にチェックしています。

あなたは、脳幹の機能をきちんと守れていましたか？

(2)大脳辺縁系を制御できているか

大脳辺縁系は、感情や欲望をつかさどる中枢(第二層)です。一〇代では大脳辺縁系をコントロールすべき理性中枢(第三層)が未完成ですので、そのことに留意して差し引かなくてはなりませんが、二〇代でも一部には理性中枢が未完成の人もおり、周囲がコントロールしないと感情的に暴走することがあります。

一般に、四〇代、五〇代までは、会社などの所属する社会機構にコントロール機能が備わっているため、理性中枢が多少弱くても感情中枢を制御できている場合が多いと思いますが、六〇代になると、多くの場合、そういった社会機構から外れていきます。そのため、定年後は外からの圧力による大脳辺縁系の制御機能が低下していきます。そこで自己制御の不十分な人は、六〇代以降、大脳辺縁系(感情・欲望)が暴走してしまうことがあります。

それをあぶり出すために、どれくらい社会と積極的に関わりを持ち、自分の感情や欲望をコントロールする習慣があるかを、いくつかの項目でチェックしていきます。

あなたは、大脳辺縁系のたづなをしっかり握っていますか?

（3）大脳新皮質を毎日鍛えているか

大脳新皮質は、理性の中枢（第三層）です。大脳新皮質は、それまでどんなに努力してきた人であっても、訓練を中断すると短期間に機能低下を起こすことは、先に述べた通りです。

それゆえ、理性中枢においては日々どのようにそれを鍛えているかが問題となります。どんなことであっても、覚えた知識や能力はかんたんに忘れないように努力しましょう。毎日一定量のドリルで鍛える必要があります。ただそれを始めるには目標が必要です。

目標がなくなったとき、あるいは目標に到達してしまったとき、人は努力することをやめます。しかし、わたしたちはその後も生きていかなければなりません。そして生きていくためには、次の何らかの目標が必要なのです。

新たな目標はむずかしいものである必要はありませんし、わたしたちを取り巻く社会は日進月歩ですから、そのつもりで注意を怠らなければ、次の目標は容易に見つけられます。

定年によって社会的な圧力からある程度自由になると、いつのまにか目標を見失いがちになります。しかし人は、生まれながらに、目指すものがなければ努力できない生き物だということを肝に銘じ、必ず次の目標を見つけましょう。

あなたは、これからも自分を磨き続け、大脳新皮質にある今の知識や能力を超えていく目標を持っていますか？

定年後はほんとうに理想郷か

ここでお話ししたいのは、わたしに相談があると訪ねてきたひとりの男性のケースです。

この方は患者さんではなく、一〇年ほど前に奥様が、わたしの開設した高次脳機能外来に来ていたため、わたしのことを知っていました。仮にAさんとしましょう。

CASE

Aさんは現在六七歳、長年の官庁勤めを終え、経済的に安定しています。趣味や友人付き合いもたくさんあり、毎日の暮らしを楽しんでいます。以前、介護疲れから抑うつ症状を訴えて通院していた奥様も、今は元気とのことです。

また、Aさんはこれまで病気にかかったことがありません。人間ドックを毎年受診していますが、特に指摘事項はないとのことです。

そんなAさんがわたしに相談したいこととは、次のようなことでした。

自分は、今、経済的には安定している。
この後も心配はいらないと思う。
子どもはいないので、将来を心配する必要はない。
父母は双方とも他界したので介護の必要もない。
自分も毎日、それなりの予定があるので、暇で困るということはない。
ただ、このような「予定表を消していく」日々でほんとうにいいのだろうか。

Aさんは、かつて多くの業績をあげたエリートでした。しかし今は、あえて言うなら、花や実を結ぶことのない「草」のような生活を送っています。

このような生活を何年続けても、Aさんには「これでいいのだろうか」という疑問が残るようでした。

Aさんは何不自由ない恵まれた暮らしを送っています。他人から見ればほんとうに理想的な定年後の暮らしぶりといえるでしょう。

しかし、人はストレスで成長するものです。

ストレスのないことが、脳のストレスになることがあります。自分をどのように評価すればいいかわからなくなるのです。

ストレスフリーは幸せでも安心でもない

Aさんには次のような話をしました。

「人の生活には目標が必要です。目標のすべてを成し遂げたとしても、その次を生きていくためには、次の新しい目標が必要です。

しかし、他人から評価されることがなくなると、人は目標を失いがちになるものです。たとえば趣味でも社会貢献でもいいですから、他人とおたがいに評価し合って結果を出せるようなことを、これから始めるとよいと思います。

芸術家が年をとっても元気なのは、何年に一度の果実を実らせるために毎日努力しているからです。

今後は、自分の努力の結晶を何かの形で実らせるように考えてみてください」

このままでいいのか。

無意識のうちに数年先の自分の大脳新皮質の機能低下を予感し、相談に訪れたAさんは、たいへんに鋭かったと思います。大脳新皮質は自らも観察し、鍛えようとする最強の司令官なのです。

定年後を、苦労はあっても花実をつける「樹木」として、生涯、成長しようとする意志は、必ずAさんをよみがえらせるはずです。

なぜならほんとうは脳に定年はないのですから。

定年の幻こそ、定年認知症の最も大きな引き金なのですから。

第二章

定年と認知症はどう関係するか

わたしも定年後に認知症になる？

今の世の中には、定年になるといずれ認知症になるという「思い込み」があると思います。みなさんの頭をふとよぎる、この漠然とした思い込みは、いったいどこにその根拠があるのでしょうか。

年齢が高くなれば、脳の働きは落ちる。

このような発想にもとづけば、たしかにその通り、長生きするとは「脳が古くなる」ことでしょう。しかしそれは、人という生物の話ではなく、わたしたちが使っている物の話ではないでしょうか。

人の脳は、機械でしょうか。

「ぴかぴかの新車も年月が過ぎれば中古になり、故障が増える。人間も、成人して時がたてば、脳も思考パターンも古くなり、使えなくなるものだ」

こういった説はたしかにあると思いますし、あえて否定はしません。

ですが、もう一度おたずねします。

ほんとうに、人の脳は機械と同じようなものなのでしょうか。

わたしたちの脳にも、年齢という〝使用期限〟が設けられているのでしょうか。

医者の間では前からあたりまえ「定年認知症」

医者の世界には、以前から「定年認知症」という考え方があります。

たしかに定年は、生活パターンがガラリと変わり、脳に影響を与える大きなきっかけになります。リタイアして何年かたつと、元気だった人が次第に認知障害に陥り、「わたしは、誰でしょう」「ここは、どこでしょう」という状態になっていく。

みなさんのまわりでもそういう例がしばしば見聞きされるのではないでしょうか。

しかしここでよく考えてみてほしい、と思うことがあります。

定年を引き金に認知症になるといいますが、認知症はあくまで脳疾患のひとつです。いろいろ研究報告されているように、認知症は、物理的な脳の変性により、高度な認知機能に問題が生じるという病気です。

いっぽうで、年をとることに対する逆の事実もあります。

高齢であっても、脳の構造や機能が健康に保たれていれば、芸術家や政治家、研究者、経営者など、いきいきと活動する多くの高齢者が示すように、年をとっていくことはまったく問題にならないということです。

六五歳以上の三人に一人が認知症とその予備軍という予測（※二〇一五年一月厚生労働省発表　二〇二五年における認知症とその予備軍ＭＣＩの推計結果による）は、逆にいえば三人のうち二人は認知症にならずに生涯を終えるということではないでしょうか。

年齢が病の原因ではないのです。

それなのに、多くの人の頭から定年認知症の不安がぬぐいきれないのは、なぜなのでしょうか。

長寿社会にはなったけれど

ひとつには、事実として社会全体が長寿になってきたことがあるでしょう。

今では、九〇歳を過ぎても元気な人は特別めずらしい存在ではありません。

ですが昔は、そうではありませんでした。定年になったらまもなく、それこそ二年も経たずに死んでいた人が多かったのです。

少々乱暴な言い方ですが、昔はボケる間もなく死ぬのがあたりまえだった、といえばわかりやすいでしょうか。

その意味で、現代はみな長生きになったが、ボケる人も多く見かける時代になった、といえるかもしれません。

もうひとつには、そのように、すでにわたしたちは、かなりの長寿社会に突入しているにもかかわらず、この先どう生きたらよいか、どこにもその指針が示されていないということがあります。

今の社会は、やみくもに認知症になる人の数を数えるばかりで、元気で長生きしている人たちの、歴史や生き方の研究がきわめて少ないのです。

それゆえ、人々はこれまでの「定年後に高い確率で認知症になる高齢者モデル」で自分たちの先行きを発想してしまうことになるのだと考えます。

脳はどう取り扱えばボケないか

そして三つめに、これが最も重要なことですが、これまでわたしたち人間は、誰ひとりとして、脳のほんとうの取り扱い方を知らなかった、ということがあります。

わたしは、これがいちばんの問題であると思います。

認知症の原因は脳の機能不全であるのに、脳をどう取り扱えば最後まで壊れなくてすむか、誰もその道筋を知らなかったし、教えてもくれなかったということです。

もっとも、これまで人間は脳のケアの重要性に気づかないくらい短命でしたので、その余裕も必要もなかった、ともいえるでしょう。

いささか極端な表現を許していただけるなら、からだはいくらでも最新医療で延命や再生がきく近未来において、どうあっても置き換えのきかないその人の脳の健康こそ、これからは最も貴重でかけがえのないものになるだろうと思います。

長い間ナゾだった脳

そもそも、「脳」という文字を考えてみましょう。

からだを表すにくづきに、右側のつくり㐫は頭を表しています。具体的には、いちばん上に髪の毛を表す三本の線があり、下に頭蓋骨がある形です。

つくりの中の頭蓋骨は、子どものそれをイメージしているのでしょう。ごぞんじの方も多いかもしれませんが、子どもは、頭のてっぺんが、ある年齢になるまで硬い骨のない、押すとやわらかい網状の線維骨構造となっており、その部位を大泉門《だいせんもん》といいます。

大泉門は頭蓋骨の前後左右から頭頂に向かって閉じていくので、頭蓋骨のてっぺんに、大きく×印を描くように位置しています。

象形文字の時代、この子どもの開いている頭蓋骨と大泉門の×の形で「人の頭蓋骨の中にあるもの」を表したのが「脳」という文字だ、というのが通説ですが、わたしにはもっと象徴的なことのように思えます。

頭蓋骨の中身はバツ印。

つまりそれは古代からずっと封印され、

「わからないもの」

ということになっていたのではないかと考えるのです。

あなたの脳の常識は時代遅れ

脳にこのような文字があてがわれているのも、医学の歴史から考えれば当然かもしれません。

わたしは一九七八年に医学部を出ましたが、生きている人間の脳画像を初めて見たのは七七年、卒業のわずか一年前のことでした。

今、全国どこの病院にもある画像診断装置（CT）が初めて日本に入ってきたのは、この時代のことです。それまで医学の教科書は、生きた脳を見たことのない先人によって書かれ、大学の講義も、それをもとに行われていました。

古代からの脳の封印が初めて解かれたのは、歴史上ごく最近のことなのです。

そして二一世紀の今、脳研究の現場では、生きた脳は精密な解剖図とほぼ変わらぬほど正確に、瞬時に可視化されるようになり、それにもとづいていかに脳の機能を正しく解明していくかに全力が注がれています。

それに対し、これまでみなさんによく知られている脳の常識は、ほとんど半世紀前のものではないでしょうか。

「脳の九九パーセントは眠っていて使われていない」
「脳細胞は毎日ごっそり死んでおり、生まれたときから増えない」
「右脳は女脳、左脳は男脳」

など、これらはすべて、脳の中身が見えなかった時代の仮説にすぎません。

実際には、健康な脳はあらゆる部位がフル活動しています。脳の神経は海馬で新生することがわかってきています。脳の右左は性差ではなく、処理する情報の新規性で振り分けられることも明らかになっています。

「年齢が高くなれば、脳の働きは落ちる」
「人は年をとると認知症になる」

これらも、過去のまちがった思い込みだったと、自信を持っていえる日は近いと思います。

脳の第三層（大脳新皮質）にとって、記憶だけではなく、知の整理システムがいかに機能しているかが最も評価されるべき点であり、脳もからだと同じように、壊れるように扱い続ければ数十年後に壊れる、というあたりまえのことが、避けられない不幸のように誤解されてきただけかもしれないのです。

脳には「正しい」取り扱い方がある？

このように脳研究の歴史を振り返ると、これまでわたしたちは、見えないがゆえに、どのように脳を取り扱えば適切なのか、その手がかりと証明を持たなかったといえるでしょう。

医学の発達した現代、からだのほうは定年後、七〇代、八〇代まで元気に維持できる、適切な取り扱い方が知られるようになりました。

ですが、脳についての正しい管理方法は、まだ確立されたとはいえません。

それどころか、脳に正しい取り扱い方があることを、これまで考えてみたこともなかったという人がおおかたではないかと思います。

定年認知症を防ぐには、わたしたち自身が、これまで知らなかった正しい脳の取り扱い方を身につけることがいちばんです。その知識こそが長期的な脳の変性疾患を防ぎ、あなたの後半生の、さらなる発展を約束すると思うからです。

これまでの話をまとめましょう

1　今やふつうの人があたりまえに百まで長生きする時代
2　医学の世界にも長寿者の研究は乏しい
3　ほとんどの人は脳の正しい取り扱い方を知らない

右の三点が、定年になるといずれ認知症になるかもしれないという、わたしたちの社会に広く蔓延する恐怖心のもとになっているだろうと考えます。

現代の長寿社会において、わたしたちは、人類史上誰も見たことがない〝時間的新大陸〟を目の前にしています。

人々は、どう扱ったらいいかわからない量の膨大な時間が、定年後の人生に横たわっていることだけは、はっきりと認識できています。

そして、この時間の使い方をまちがえると、脳が容易に朽ちて、認知症の世界に向かっていくことも理解できています。

それに対して、従来の方法論はあまり役に立たない、とわたしは思います。

からだではなく、脳専門の健康法が必要

単なる健康維持法、すなわち五臓六腑の臓器を健全に保ち、病気にかからないように努力する方法は、本質的に肉体の健康法であって、脳の健康法ではありません。

しかしながら、くり返しになりますが、今の社会はまだ問題の根源である「脳」をよく知りません。

脳はどのように役に立たなくなっていくのか。

脳のどこが最初に「枯れ」始めるのか。

もの忘れはほんとうに認知症の始まりなのか。

こういった根本的な問題発生の公式さえもちゃんとつくれてはいないのです。

わたしは、今という時代は、このような謎だらけの事態に、誰もがいっせいに立ちすくんでいる状況なのだと考えます。

一万人の脳画像と現実の姿

この事態を打開するのに、わたしは、これまでに出会った患者さんのお話が役に立つであろうと考えます。

もともとわたしが脳内の神経線維の研究をスタートしたのは、大学で助手を務めていた一九八六年のことでした。

三年後、河野臨牀医学研究所に移り、付属の第三北品川病院で脳神経外科部長の任に就きました。

そこで患者さんの脳内で起きている神経電気の流れを、ＭＲＩ（核磁気共鳴画像法）のデータを画像処理することで可視化し、観察したのです。非常に特殊な立場で、ほかにはない経験を積ませていただいたと思います。

診察で実際の人の表情や行動、話などに接し、ＣＴ（コンピュータ断層撮影法）やＰＥＴ（陽電子放射断層撮影法）で脳の様子を把握する。そしてＭＲＩで脳神経の流れを観察し、最終的に頭を開けて患部を見、手術を行う。

このようなことを来る日も来る日も続けるうち、わたしにはおぼろげながら、わかってきました。

それは、頭の中はどのようにつながって機能しており、どこが壊れるとどういった症状に陥る、という人間の脳機能についての全体像でした。

そのうちに、ＭＲＩによる神経の流れを見なくても、ＣＴやＰＥＴによる脳のスキャン画像だけで、おおむね問題点が予想できるようになりました。認知症の発症を早期に防ぐため、日常生活でできる脳のトレーニングを指示したこともあります。

つきつめていえば、外に現れるその人の表情や行動、話を注意深く観察すれば、内に隠れている脳の活動の様子はほぼ推定できるといえました。

このときの、脳を分析して原因と症例とを結ぶ膨大な経験の蓄積は、のちに、わたしが認知症の臨床医として活動する際の、大きな土台になることとなりました。

神経の流れ（神経線維を流れる電気信号の軌跡）

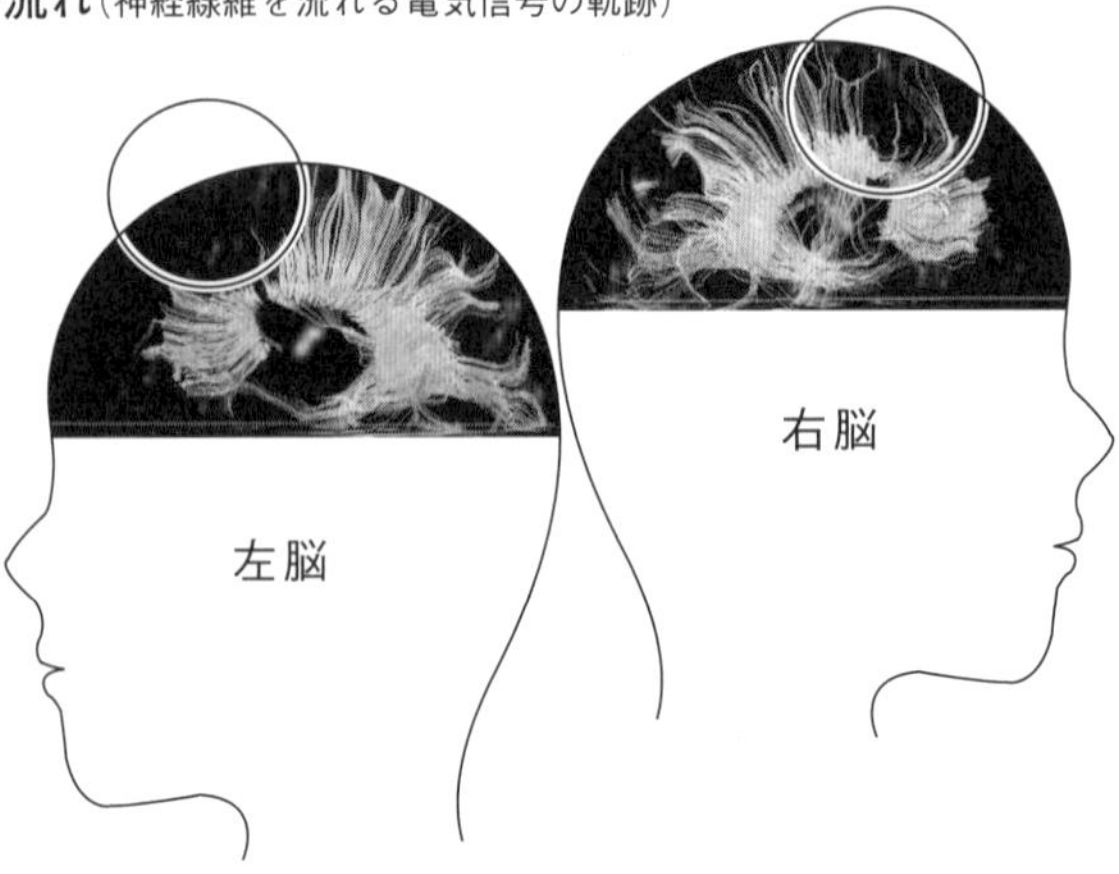

脳はどのように枯れ始めるか

これは、ある大企業の重役の脳内神経線維の視覚化画像です。

最近、特に仕事のミスが多いということで、わたしの外来を訪れました。

彼の脳画像を見ると、左右の前頭葉の神経線維の一部がはっきり見えません。その部位が真っ黒になっている、と言っても言い過ぎではありません。

これはまさにその人の脳神経を走る電気信号の流れを示す画像ですから、この部位の神経線維は、その活動を停止していることが、はっきりとわかります。そしてこのことは、彼の症状、つまり仕事上のミスが多いということとも機能的に一致するのです。

人の脳は、左の前頭葉でこれまでに知っていることを、そして右の前頭葉で新しい情報を処理します。

彼は、新しい情報を処理する側の脳にも問題が生じているので、日々新しくやってくる仕事にミスが多いと指摘され、実際に脳内情報をうまく取り扱うことができなくなっているのです。

目に見える変化のずっと前から始まる

それでも彼は、一見、ふつうの人に見えます。

仕事でミスしそうになっても、まわりの人々の細かなサポートがあります。

ですから、他人からは、ちょっともの覚えが悪くなったなあという程度にしかわかりません。社内の人々も、いっしょに暮らしている家族の方も、きっとそう思っていることでしょう。


でも、ご本人は毎日が不安でたまらない。

「自分はこれからどうなってしまうのだろう」

と、とても大きな心理的な問題となっています。


たしかに、この状態を長く続けていると、神経の流れが途絶えたところからは、次第に脳細胞が退化・消失して「枯れていく」と予想されます。

そして、もう少し先のことでしょうが、おそらく、認知障害は誰の目にも明らかとなってくるでしょう。

ただその時期は、彼が仕事を引退し、会社を去った後かもしれません。

ちょうど定年の後に認知症となる

わたしは一九九〇年代からこれまで、このような予兆を抱えた患者さんの脳の様子を、一万人以上診てきました。

ここまで読んで、みなさんには、定年認知症がどのように始まり発症にいたるか、その怖い現実が少しご理解いただけたかと思います。

医師の教師は患者さんです。分厚い医学の教科書ではありません。これまでの経験から、わたしは実感としてそのように感じます。

患者さんたちの脳画像を見て、患者さんたちの姿に学び、どのようにしたら患者さんたちが過ごしたいと望む社会にいつまでも参加できるかを、ずっと考えてきました。

脳神経外来を訪れる方々には当初、たしかに、大なり小なり認知障害が見られます。しかし多くの場合、患者さんもご家族も、若い頃と同じ状態に戻してほしいとはいいません。そうではなく、いつまでも家族いっしょに過ごしたい。今の本人らしさを失わないようにしてほしい。それにはどうすればいいかを聞いてきます。

定年認知症は、それまでの人生の集積結果です。しかし不思議なもので、ご本人が問題を自覚すれば、世話をする家族だけでなく、本人自身がいちばん変わっていきます。故障を自覚することで、故障があっても、カバーしながらまた自分という車を運転できるようになっていくのです。

人間の高次脳機能は、状況に応じて自在に形を変える〝粘土細工〟のようなところがあります。

大事なのは、医師も患者さんも正確に、そして具体的に、脳の中で起こりつつある問題点とメカニズムを理解することだと思います。

わたしの送ったアドバイス

さて、前述の重役のケースです。

左右の前頭葉の神経線維、その一部がはっきり見えないこの脳画像は、神経の流れがこの領域で滞っていることを示しています。

ですが、前頭葉そのものが枯れてしまっているわけではありません。

こんなとき、有効だと思われる脳の薬をいきなり出したりしないのが、わたしの治療姿勢です。

今、現在もそうですが、わたしは高次脳機能外来にやってくる人に対し、ほとんど薬を出しません。いっとき脳を興奮させたり鎮静させたりしても、根本的な解決には至らないと考えるからです。

この画像からわたしは、彼は特に新しい仕事をこなすのに必要な右脳活動が機能不全に陥っている、つまり正しく活動できない状態になっていると考えました。

そこで彼に言いました。

「ひとつ、毎日続けていただく宿題を出します。新聞の見出しを一〇個、毎日書き写してください。その書いたノートを、毎回、外来のときに持ってきてください」

脳のどこに問題があるかを見極める

さきほどちらっと述べましたが、基本的に右大脳半球は、新しい情報を処理しています。そして、その右脳が外部情報を正しく取得できているかどうか、その機能を果たしているかどうかは、処理され、脳外に出されたものを見なければわかりません。

この場合、アウトプット（出力）そのものを現に確認することが大切で、宿題はやっています、という答えだけではダメなのです。

みなさんのまわりでも、

「今、考えているところだから、少し待っていて」

という台詞を相手から聞くことがあると思います。

ですが、これはただの時間稼ぎで、ほんとうは何も考えていないと、わたしは思います。

彼の脳で、今、特に機能不全に陥っているのは、右の前頭葉です。

ですから、その訓練には材料として新しい情報が必要です。

そこで、誰でも手に入れられる情報源として、わたしは新聞を選んだのです。

大脳新皮質は鍛え続けなくてはならない

脳の出力システムは複雑ですが、改善させるためにはつねに機能させることが重要です。

つまり毎日一定量の活動をさせている必要があるということです。

ただし、誰でも嫌なことは長く続きません。なるべくかんたんで、苦にならないものが必要です。やりやすくするためには時間を短くして、毎日五分間、新聞を声に出して読むだけでもよいと思います。文字を書けばさらによく、目の注意機能、手の運動機能も使われますので、有効なトレーニングとなります。

さらに脳を鍛えたいなら、新聞の話題を他人に提供し、人との関わりでそれが活用されたり、喜ばれたりすれば、いっそう効果は上がるでしょう。


大企業の重役であるにもかかわらず、彼は、

「こんなかんたんなことをなぜさせるのか」

などといった不満そうな様子はいっさい見せず、毎週外来に通いながら三か月間、自前のノートに毎日の新聞の見出し、ときには記事を書き写し、きちんと提出しながら通院しました。

わたしは、このほかの注意として、忙し過ぎる仕事を整理して時間に余裕をつくること、欲張って一度に多数の問題の処理を試みないこと、夜じゅうぶんに睡眠をとることを勧めました。

その結果、仕事上のミスも少なくなり、ご本人の自覚としても気にならなくなってきました。一年ほど経過を診た後、

「症状は改善していますが、現在の習慣はこれからも続けてください」

とアドバイスして、外来通院を終了としました。

「どうやれば脳が動くようになるのか、よく理解できました」

とは、通院最後の彼の言葉です。

彼は、自分の脳の正しい取り扱い方法をしっかり覚えたのです。

管理職のポジションは要注意

このケースをもっと考察してみると、彼の前頭葉はすべての機能が停止していたわけではありません。その一部が機能不全に陥っただけです。

この時点で自覚すれば、軌道修正して定年認知症のリスクを避けることはじゅうぶん可能です。

脳は、残りの機能が使用可能な場合、くり返しトレーニングをすることで、周囲がその機能を次第に補完していくからです。

この重役の方にかぎらず、定年をひかえた方々は、会社の中では役員や管理職など、会社でも上位のポジションに立っているかもしれません。

ともすると、具体的な実務は、部下や秘書の仕事になっているかもしれないでしょう。ときに、この上位のポジションという状況が、本人の脳機能をなまけさせてしまうことがあります。

たとえば新しい情報の処理はすべて部下が行い、部長はできあがった内容を形式的に確認するだけ、という状況など、よくあるのではないでしょうか。

基本的に脳はなるべく楽をしようとします。

したがって、慣用的なものごとばかりを処理し、新しい事柄の処理を避けていると、右脳の新しいことを処理する機能をサボらせてしまうことがあるということです。

年だから、ではない。ダメにしてきたからダメになる

わたしはいつも思います。

生まれてから四〇年、五〇年、六〇年とかけてつくった自分の脳を、みなさんなぜ大事にしないのでしょうか。

もし、うまく動かなくなってきても、あきらめずに、あわてずに、直せばいいのではないでしょうか。

車など、人が作ったものの場合には、いっしょうけんめいに使っていれば不具合がカバーされるなどということは起こりえませんが、人の脳は、長く生きれば生きるほど（つまり長く使えば使うほど）、機能的に高くなっていきます。

「もう年だから、自分はダメだ」

この言葉は、これまでの「思い込み」が言わせている台詞だと思います。

先の重役のケースからもわかるように、努力すれば、不調だった脳もふたたび使えるようになるのです。

不調を放っておいて、結果、脳を枯れさせてしまう（＝認知障害を起こす）のは、わた

したちのまちがった脳の取り扱いだと思います。

脳は、柔軟な臓器ですから、無茶な取り扱いをされてもかなり長い間持ちこたえます。ですが、何年、何十年単位でダメージを受け続け、放置されると、ついには元に戻らなくなり、器質的変化（＝枯れる）を起こしてしまうのです。

第三章

まず脳幹を守れ

脳が冴える新習慣

1−5

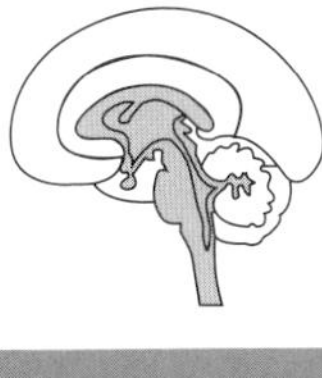

脳機能の第一層「脳幹」は生命を維持する土台。眠りと覚醒、心臓、呼吸、自律神経などの中枢がある。

健康で幸せな最小限度の生活

ここから、どのようにしたら脳が年をとって壊れるリスクから守れるか、そのために必要な条件についてお話しします。

朝、きちんと起き、自分で食事を摂ることができ、トイレにも自分で行くことができる。自分の足で自由に歩くことができ、そして夜は、ぐっすり眠れる。まわりの家族とも楽しく会話ができ、健やかな日常生活を過ごすことができる。

このようなあたりまえの健康な最小限度の生活が維持できれば、人はいつまでも自立した、家族や社会との幸せな共同生活を営むことができると思います。

この生活を保つのに、わたしは、特別な脳トレや薬はいらないと考えます。悩みを抱えて来院した患者さんには、まず、毎日の基本的な生活習慣がどのようになっているかを聞き、いっしょに暮らせる方法を、患者さんとその家族とともに考えることにしています。

そこで患者さんとご家族にわたしがまず焦点を当ててお聞きするのは、脳の第一層「脳幹」についての質問です。

まずはとにかく脳幹を守る

いつまでも家族と過ごせる、そして最後までしっかり自分を維持することができる。その必要最小限の条件は、脳幹機能を守ることです。そして、それは特別むずかしいことではないのです。

脳機能の第一層である脳幹は、コンピュータでたとえるならウインドウズやアンドロイドといったオペレーティング・システム（OS＝基本ソフト）にあたります。第一層そのものは、複雑な文章を書く、ものを創るなど、高次な脳活動を担っているわけではありません。

ですが、この土台のOSが立ちあがらなければ、その上のどんなアプリケーション・ソフト（＝応用ソフト）、つまり、人間でいうところの高次の脳機能も働くことは不可能になる。この点が、基本のシステムの重要性という意味でたいへんよく似ています。

樹木でいえば根にあたる脳幹

脳幹には延髄、橋《きょう》、中脳、視床、視床下部が含まれており、そこには呼吸、心臓、自律神経の中枢があります。

いずれも生命維持に非常に重要なものです。

脳全体を樹木にたとえて考えてみましょう。

木には根があり、幹があり、枝先には葉や花が付いています。どんな植物も、気候や土壌など、置かれた環境にうまく適応しなければ、葉を茂らせ、花を咲かすことはできず、樹木自身も生きながらえることができません。

その意味で、第一層の脳幹は、樹木の根にあたります。

脳幹が環境にうまく適応できなければ、第二層（大脳辺縁系）、第三層（大脳新皮質）といった上位の部分はどうがんばっても枯れてしまうことになるのですから、まず脳幹を守ることが、どれほど重要かわかるはずです。

脳幹の守りとは「負荷をかけない」こと

脳幹の機能を正常に保つ。くり返しになりますが、脳機能にとって、何といってもこれがいちばん重要です。そのためには、脳幹に負荷のかからない生活を送ることが大切です。

では、脳幹に負荷のかからない生活とは、具体的にどんな生活なのでしょうか。

規則正しく食事を摂り、毎朝同じ時間に起きて同じ時間に寝る。

これだけです。

誰が考えても規則正しい生活ですが、世の中の多くの人はこれが正しくできていません。

脳幹の負荷とはなにか

脳幹に負荷のかからない生活、それはすなわち、最近の言葉でいえば、脳幹にある体内時計が正しく働いている生活を意味します。


人は朝起きて、昼間活動し、夜になると眠ります。

この生活リズムは、人類が長い期間をかけてつくり上げてきた習性で、わたしたちのからだに遺伝子レベルで深く刻まれています。

この体内時計は、からだのさまざまな生体機能の調節にも関係します。眠りや覚醒のほか、体温、血圧、ホルモンの分泌などに関係し、からだの活動や生理現象に大きな影響があります。

人の体内時計は、これまで二四時間と考えられてきました。しかし、臨床研究の結果、その時計にも狂いが生じることがわかってきています。

具体的には、実験として人を明るさや時間のわからない環境で生活させると、体内時計におおよそ一時間前後の乱れ（二三時間から二五時間程度）が起こるというのです。

楽しいから夜遅くまで起きている。
仕事が忙しいから徹夜で仕事をしている。
寒いのに薄着で出歩いている。
食事の時間が不規則で、短時間にドカ食いをしている。

いずれも不健康な生活の典型ですが、これらは結果的に脳幹にある体内時計を狂わせ、からだの健康だけでなく脳幹の機能に影響してきます。

生活を大事にするとは脳幹を大事にすること

身体機能を正常に保ち、脳幹に負担のかからない生活をしてください。
それは脳が冴える習慣の筆頭項目です。
具体的に大切なのは、次の五つのポイントです。

1　睡眠を確保する

2　体温を一定に保つ
3　水分補給を怠らない
4　歩行は、毎日一定量歩く
5　体重は、太り過ぎないようにする

1、2はともかくとして、3、4、5はなぜ脳幹を守ることと関係するのかと思われるかもしれません。

しかし、思い出してください。

脳幹は樹木でいえば根にあたる場所です。

安定した水分補給、からだの活動の維持、一定した体重。これらのあたりまえのことができていれば、からだという環境は安定し、当然、そこに張りめぐらされた神経の根も、安定状態を維持することができるのです。

現代は快適な時代

わたしが医学部に入ったのは一九八〇年代ですが、その頃六〇歳代の人というのは、たしかに、見るからに「老人」でした。

現代はどうでしょうか。老年医学上の見解を待つまでもなく、今は八〇歳代に入ってやっとお年寄りに見えてくるのではないかと思います。

何が変わったのでしょう。

もちろん医学も進歩し、食生活も大きく改善していると思いますが、いちばん大きく変わったのは、毎日の生活環境だと思います。

現代は、多くの家庭の室内にエアコンが付いています。誰もが暑さ寒さにじっと耐えるのではなく、どこでも快適に過ごせるようになっていると思います。

振り返って一九八〇年代には、暑さをしのぐクーラーさえじゅうぶんではなかったと思います。

毎日の生活環境を快適にコントロールできる装置が社会のすみずみまで普及した。このことは、人の植物機能（＝環境に適応して生命を維持する力）、特に脳幹機能を正常に保つことにおいて、さらにいえば、睡眠を安定的に維持するために、とても重要な変化だったと思います。

今後も、今の進歩した文明の恩恵を的確に用いていけば、人のからだ、そして脳は、いつまでも健康に保つことができると思います。

1　睡眠を確保する

質のよい睡眠を心がけよう

最近の調査で、睡眠を六時間台ないし七時間台に維持している人が、高血圧、糖尿病、脂質異常症などの病気の発症リスクがいちばん低いと報告されています。

成人の標準的な睡眠時間は、六〜八時間ですが、必要な睡眠時間は人それぞれです。睡眠は年齢によって変化し、日中の活動量によっても異なります。一般に加齢とともに睡眠時間は短くなり、朝型化することが知られています。

でも大切なことは、長く眠ることより、年齢に応じた質のよい睡眠を確保することです。たとえ時間が短くても、朝さわやかに目覚めることができ、日中も不調を感じずに活動できれば、睡眠はじゅうぶんに取れているということができます。

睡眠時間は、秋から冬にかけて長くなり、春から夏にかけて短くなる傾向があります。これは冬眠する動物と同様の機能が、人間にも生まれつき備わっているためと考えられています。

こうした季節による変化には、気温だけでなく、日の長さも関係しています。体内時計は、日の出や日の入りの時間の変化を感じとり、それに合わせて睡眠の長さやタイミングを変える役割を担っていると考えられています。

脳幹を整えるのは体内時計

脳幹機能に負荷をかけないように生活するということは、毎朝、だいたい決まった時間に起きるということです。朝起きたとき、太陽の光は、目から視床下部、脳幹に入り、体内時計をきちっとリセットしてくれます。

それが毎日狂いなく同じであれば、当然、脳幹の負担も少ないということになります。

毎日「時計を合わせる」ことの効果には、このほかにも目をみはるものがあります。うつや引きこもりといった精神的な不調、子どものＡＤＨＤ（注意欠陥・多動性障害）なども、規則正しい食事と朝の太陽光を浴びることで改善すると報告されています。

この事実は、最近よく知られるようになってきましたが、定年認知症の予防にも非常に大切だということを知っていただきたいと思います。

夜は寝ないと脳が壊れる

以前、夜になると必ず興奮して騒ぐというので、ご家族が認知症を心配して外来に連れてこられた八〇歳の男性の方がいました。

ご家族の話を聞いてみると、昼間ずっと寝ていて、夜になると起きてくる。この生活が一か月ぐらい続き、そのうちに意味不明なことを口走るようになったそうです。

こういうとき、家族はどうしても興奮している本人の言葉ばかりに気を取られてしまいます。

「お父さんは何度説明しても理解できない。いつも怒ってばかりいる。何でも忘れてしまう。自分の主張ばかりをくり返し言う」

しかし、わたしは、昼夜逆転していることが大きな問題だと思いました。本人はからだを休ませたくても休ませることができず、体内時計にも狂いが生じてしまっていたのだと思います。

このような場合、順序としてまず、規則正しく毎朝起きることが大切です。つまり、脳幹機能の改善が先で、薬を処方するのは、その次の段階なのです。

そこでわたしは、次のようにご家族にアドバイスをしました。

「毎日同じ時間に起こしてください。昼間はなるべく外に出して、歩くなど身体を動かすようにしてください。

昼寝はしてもいいです。でも三〇分くらいにしてください。夜も、あまり早く寝かさないようにしてください。みなさんの寝る時間、だいたい夜一〇時くらいになったら、眠らせるようにしてください。

このような生活を、まず一週間実行してみてください」

一か月ほどで、問題となっていた興奮症状は消え、患者さんもおだやかな生活を取り戻すことができました。

わたしが指導したのは、基本的に、ただ朝規則正しく起きることだけですが、これが続けば脳幹機能は正常化し、それより上位の脳機能も元に戻っていくのです。

自分の眠りを正しく認識する

みなさんは、規則正しく同じ量の睡眠をとっていますか。

ためしに何時に寝て何時に起きているか、一か月でいいですから、記録を付けてみてください。

ちゃんと寝ているつもりでも、リズムが乱れている人は要注意です。人間には自分の状態をモニターできる装置がついていません。ですから、ノートやスマホの記録アプリなど、外部装置を使い、自分の状態を正しく認識することが必要です。

正しく（健全に）脳を使うということは、昼間に脳を使うということです。

そしてその脳を健常に保つためには、脳幹機能を維持する適切な睡眠と覚醒が、絶対に必要なのです。

脳幹のリハビリは奇跡をも起こす

わたしは、七年間、高次脳機能低下状態であった患者さんが、突然覚醒した例を知っています。

この患者さんは五〇代の男性で、脳梗塞にかかったあと、後遺症として、広範な認知機能の低下が見られました。

リハビリにより、ひとりで歩けるようになりましたが、促されないと何もせず、引きこもり生活となりました。運動、会話、食事などすべてにおいて積極的な行動はなく、一日中眠っているような状況が続きました。

このように脳梗塞から回復せず、認知症に近い状態に陥った患者さんは、世の中に数多くいます。そしてそういう状態が長く続いたとき、ご家族を含め、療養をあきらめてしまうのが一般的です。

ですが、この方の奥様はちがっていました。いつまでもあきらめず、ほんとうに熱心にリハビリを続けました。

いろいろな病院を渡り歩き、最終的にわたしの外来を訪れたそうです。

わたしは、毎月外来に来てもらうことにし、ひとつだけリハビリ項目を指示しました。

それは、とにかく「昼間起きていること」です。つまり、昼夜の区別をはっきりさせるということでした。

毎日朝起きる時間を一定にし、昼間は外にいる。そして、就寝は二二時以降。時間的に規則正しい生活リズムを維持するというリハビリです。

奥様の忍耐強いサポートのおかげもあり、七年たったある日、彼は突然はっきりと覚醒しました。

そして、実際にMRIで神経の流れを調べてみると、たしかに通常の構造の神経線維が見られたのです。

七年にわたる脳機能の低下状態は、彼にとって必要な、回復のための時間だったのでしょう。

自律的には困難な脳幹活動を、ご家族が整えることで、上位の脳機能も回復したのだと思います。

家族の力を改めて医療者に教えてくれる、非常にすばらしいケースだったと思います。

眠っている間の脳の仕事

睡眠不足は、注意力散漫やもの忘れを引き起こします。

みなさんにもそういう経験はありませんか。

睡眠時間は、からだを休めるためだけでなく、脳の整理も行われる貴重な時間です。

「徹夜するよりも、考えをおおざっぱにまとめて、早く寝てしまったほうが、仕事ははかどる」

「寝る前に予定を確認したり、資料に目を通しておくと、朝すっきりとした形で頭に情報が残っている」

「放置するのではなく、とりあえず目を通しておくほうが、アイデアなどを思いつくチャンスが多くなる」

がんばって仕事を続けるというのは、脳に情報を詰め込めるだけ詰め込むことに似ています。

一枚のディスクに容量がフルになるまで詰め込めば、次は何も入らなくなり、新しい情報もこぼれ落ちてしまうのです。

仕事の効率からも、情報を入れる時間、情報の選択をする時間は分けたほうがいいと思います。

睡眠時間は、ちょうど情報の選択をする時間にあたります。目は閉じられていますから、新しい情報は入ってきません。いらない情報は、どんどん消去されていきます。

そして翌朝、選択されて残った価値あるデータから仕事が始められることになるのです。脳にもからだにもいちばん大切なのは、休息時間、整理時間だと思います。

会社はわかっている、脳幹生活の重要性

もうひとつ、参考事例を紹介します。

それは、わたしが産業医を務める、名前を言えば誰でも知っている、ある大きな会社の、伝統的でシンプルな社員管理方法です。

休業していた社員を復帰させる指標はひとつだけ。

それは、「朝九時に出社できること」です。

これができる社員は、当然、朝決まった時間に起きています。定時に来ることができれば、本格復帰に向けて仕事を与えて大丈夫。このように人事部の方が言っていたのが印象的でした。

わたしから見ても、朝九時に出社できるということは、脳幹を守る生活ができているという証拠です。

伝統的な手法の中にも、ものごとの核心を突いた方法というのはあるものです。

定年後こそ目覚まし時計が必要

これらよりわかることは、定年になったら目覚まし時計がいらないのではなく、定年になってからこそ時間管理の目覚まし時計がいるということです。

脳幹を守る、規則正しい生活のかなめは睡眠と覚醒のリズムにあります。

まわりの環境や会社が、朝起きることを強制してくれなくなったとき、自分の脳幹機能を守る生活は、自分で打ち立てる以外ありません。

もっと若い頃、小さな子どものうちからそのような睡眠習慣がついていることが、その人の脳の健康にとって最も望ましいといえます。

が、規則正しく眠るという、あたりまえのことが習慣になっていない人は、今すぐそれを始めて、脳を守るための最初の目標にすべきでしょう。

2 体温を一定に保つ

なぜ頭が働かないのか

これは九四歳のスーパーウーマンのお話です。

この方がわたしの外来を訪れたのは、自分の脳機能低下を心配してのことでした。九四歳になっても自分の脳機能低下を心配している、この事実だけでもたいへんすばらしいと思います。

彼女は、現代の長寿社会でもめずらしい、とても元気な超高齢者ですが、その生活にも、わたしたちの見習うべきことがたくさんあります。

毎日ひとりで衣食住をこなし、毎月のマンション管理組合の会議にも理事として出席しの会にも行っています。そして、週一回は必ず、息子さんや娘さんたち、多くのお孫さんたちとの付き合いをしています。

また彼女は、自分の健康管理にもたいへん注意深く気を配っています。

わたしたち壮年期の者でも、これほどたくさん日々やるべきことがあったら、どれかはいい加減になってしまうものですが、この方は、これらすべてをひとりでこなし、かつ肉体と精神の元気さを保っています。


ところがある日、この方がやって来て言いました。

「先生、わたし、この頃、頭の調子が悪いのです。どこが問題なのか調べてください」

そこで本人のご希望通り、脳画像を撮って検査をすることにしました。

しかし脳画像には年齢による脳萎縮があるだけで（※脳萎縮は必ずしも認知症に直結しません）、特に問題はありません。

念のため、血液検査もしてみましたが、少し貧血がある程度です。神経学的にもまったく問題はありません。

わたしはもう一度、くわしく症状を聞いてみることにしました。

「頭の調子は、いつから悪いですか」

「三日前からです」

「三日前というと、それまでは、調子は悪くなかったんですか」

「悪くありませんでした」

「ずっと東京で暮らしているんですよね」

「いいえ、三日前までは軽井沢にいました」

彼女が外来にやってきた日は八月下旬、東京ではとても暑い日が続いていました。心地よい軽井沢から熱帯のような東京都心へと、彼女は急に、一〇度以上温度差のある環境に帰ってきてしまったのです。その年は若者でも熱中症になるような異常気象でしたから、高齢者が体調不良になるのも無理はありませんでした。


脳幹は自律神経系の中枢です。

夏によく起こる熱中症と、冬に見られる低体温症は、体温を調節している自律神経系に異常が起きることで引き起こされます。その自律神経系は、脳幹でコントロールされているのです。

通常、人の体温は自律神経によって三六・五度前後に保たれています。

ところが季節変動など、急激な環境変化で極端な温度環境に置かれると、自分のからだに備わった体温の調節機能では間に合わないことがあります。

冬山登山中に、急な悪天候に見舞われると、若者でも、避難する山小屋を目の前にして遭難してしまうことがあるのは、このような理由です。

同じようなことは夏にも起こります。運動部に所属し、一年中トレーニングを積んでいるティーンエイジャーであっても、あまりに暑い日には自然の体温調節機能だけでは対応しきれず、熱中症になるおそれがあります。最近では熱中症警戒注意報や警報が出され、学校で屋外活動が禁止となる日もあるくらいです。

若い人でもこうなのですから、年齢的に脳幹の機能低下の考えられる人ならなおさらです。

自律神経だけでは体温は維持できない

「子どもは風の子、大人は火の子」という言葉があります。

この言葉の意味は、子どもは、冷たい風が吹いていても、寒さを気にせず楽しく遊ぶ。いっぽう大人は、冬の寒い日には、いろりやコタツなど火のある暖かいところばかりにいるという意味です。

脳幹機能が俊敏に反応できる子どもは、暑さ寒さへの反応が早く、冷たい環境に置かれても自律神経が反応し、どんな寒さにも対応できますし、基本的な運動能力、筋肉もしっかり発達しつつあるので、体温維持機能も高いのです。

いっぽう大人は、自律神経の機能はじゅうぶんであっても、筋肉などはやせてきていますから、どうしても体温維持機能は、子どもより劣ります。したがって両者をくらべれば、大人はコタツのまわりにいることが多くなってきてしまうわけです。

脳幹のために「天気予報」を見る

定年以降にはもっとちがってきます。
神経のセンサー自体が鈍くなるのです。

基本的に年をとってくると、若い人々にくらべて皮膚の血流が悪くなっています。そのため皮膚自体の反応も遅くなっており、暑い寒いに対する反応が鈍くなります。熱中症、低体温症は若い人もかかりますが、それは予測されない急激な環境変化のときです。いくら気温を予測しても、神経が鈍っていれば、自前の体温調節の反応はできません。できなければ、脳幹の機能低下が起こります。脳幹の機能低下が起これば、それより上位の大脳辺縁系、大脳新皮質は機能できなくなります。

高齢の彼女が、「わたしは頭が悪くなってしまったようだ」と感じたのは、体温維持の失敗による脳幹機能の低下によるものだと考えられました。

そこでわたしはこうアドバイスをしました。

「これからは、脳のためにも毎日よく天気予報を見てください」

最近の天気予報は非常に正確になり、時間単位の気温まで予測しています。予報を見て自分の体温調節を意識し、準備を行いましょう。

一定の体温を保つこと（＝保温）のできるよう、着るものや部屋の温度の設定をこまめに変え、脳幹の体温調節を補助する。これが大切です。

天気予報をよく見ることは、じつは脳が冴える習慣の重要ポイントです。脳の正しい取り扱い方をマスターしたいなら、四〇代以降は絶対に必要なことなのです。

3　水分補給を怠らない

からだの感覚より習慣化が大事

高齢者の体調変化を見ていると、わたしたちはふだん意識していませんが、からだの多くの部分で自動調節が行われていることがよくわかります。

また、健康を維持するために、若いうちからほんとうは毎日どのように生活習慣をつけなければいけないのかを思い知らされます。

わたしは、水分を控える、食事を（過度に）抑える、こういうことは、年をとったら「してはいけない」ことであると思います。

人は年をとると、からだに水分をたくさん貯めることができません。

このことは、肌がみずみずしい若い人と高齢者をくらべてみれば明らかです。

高齢者は、からだが、いわば容量の少ない、浅いプールになってしまっているのです。

さらに、からだに備わっている温度センサーなども感度が鈍くなっています。

ですから、四〇代以降はもう自分のからだの感覚を信じることなく、規則的な水分補給がとても大切なのです。

毎日、病院には、体調不良で担ぎ込まれる高齢の方が数多くいます。ですが、その中には点滴で水分を補給されるだけで、何ごともなかったように元に戻る例が多いのです。

その方々も、毎日、水分補給を怠らないという単純な習慣さえあれば、救急車で病院に担ぎ込まれるような事態にはならなかったかもしれません。

昔から伝えられてきた知恵

わたしの祖母は、わたしが高校一年生のとき、八二歳で亡くなりました。

祖母は、毎日規則正しく生活を送り、礼儀作法もきれいで、誰に対してもまじめに接する人でした。

よく人に頼まれて着物を作っていましたが、端切れひとつ、おろそかにしませんでした。すべてのものをきちんと整理整頓し、記憶力も正確で、何でもどこにあるか瞬時に答えられる人でした。

その祖母は、気がつくといつもお茶を飲んでいました。

食事前後は必ず、そして昼間もちょこちょこと飲んでいた姿を思い出します。

今思えば、あれは祖母なりの、昔から教えられてきた水分不足を予防する大切な知恵であったと思います。

4 歩行は、毎日一定量歩く

歩くことは、からだだけでなく、脳によい

神経の活動と脳の血液の流れは、正比例関係にあります。

つまり、神経が興奮すればするほど、血液の流れは高まるということです。

また、脳の中で運動を担当する神経細胞のある場所は、耳の穴から頭頂部に向かってあります。各細胞の並び順は、いちばん上から足、手、口と規則正しく並んでいます。

この場所を運動野といいます。

頭全体を俯瞰すると、足を担当する神経細胞は、ちょうど中心部の頂点、頭のいちばん上に位置することになります。

わたしたちがジョギングをしたりして足の運動をすると、原則にしたがって血液は心臓から頭のいちばん上に送られることになります。

当然、その途中の領域にも流れますから、歩くこと、足を動かすことは、脳全体に血液が行きわたるということになるのです。

毎日朝歩いて会社に通う。

朝いちばんに公園をジョギングする。

このような朝の運動は、脳機能を動かす準備運動という面からも、作業興奮（※一〇九頁参照）という面からも、最適な活動であると考えられます。

わたしは、自分でも朝起きたら必ず、大きくからだ全体を動かす動きをすることにしています。その基本は、やはり足の動きです。

一日八千歩を切らないように、歩きましょう。

毎日、この数字を維持することは、雨の日も雪の日もありますからたいへんです。でも、身体能力と脳機能を維持するためには、必要な数字だと考えています。

5　体重は、太り過ぎないようにする

朝の体重でその日の食事を決める

朝ごはんは、英語で breakfast といいます。この breakfast という文字は、break（〜をやめる）と fasting（断食）という二つの言葉でできています。

健康診断で血液検査を受けるとき、前日夜九時以降は食事しないで来てくださいと言われます。特に、空腹時血糖を測る場合には、前日からの禁食はとても重要です。

医学用語にＦＢＳという言葉があります。

先ほどの空腹時血糖のことですが、ＦＢＳは fasting blood sugar の略語です。ですから、ほんとうの意味は「断食時の血糖値」ということになります。

このことから、わたしは朝、体重を測ることにしています。

朝は、前夜の食事からのいちばん長い断食時間の終わりであり、血糖値と同じように、体重に関しても、正確にからだのエネルギー収支の状態がわかる時間帯だからです。

わたしの体重は、たいてい朝七〇キロですが、食べ過ぎた日の翌日は七一キロ、少し抑制すれば六九キロ台となります。

このように体重の目安を持っていれば、朝、体重を測定することにより、その日の食事を決めることができます。

一定した体重は脳幹を守る

朝、体重をモニターし、目安に近づくようその日の食事と運動内容を調節する。

これは、朝、天気予報をよく見て、体温を一定に保つ準備をするのと同じように、脳幹を守るための重要な生活習慣です。

「わたしは若いときからこのくらいの量、食事を摂っている」

肥満傾向の患者さんに減量を勧めると、よくこのような答えが返ってきます。

しかし、この答えは少し変です。人は誰でも、一定の体重を保つには、若いときと同じように食事してはいけないからです。

人の体重は、食事から得られるエネルギー量とからだで消費されるエネルギー量の差によって決まります（※その人が今何らかの病気を持っていないかぎり）。

エネルギー消費のうち、最も多いのが基礎代謝です。わたしたちは、多くのエネルギーを筋肉で消費しています。からだの基礎代謝は、その人の筋肉量に比例しますが、誰でも年齢とともに基礎代謝は低下します。年をとるとともに筋肉量が低下するからです。筋肉量が少なくなるとエネルギー消費が少なくなり、結果としてあまってくることになります。

肥満の原因は、年を重ねて変化した体内環境を正確にモニタリングできていないことにあります。

体重を一定に保つことは、ダイエットではなく、第一義的に、脳幹を守ることだと、考えを改めてください。

肥満は、若いときと同じように食事をしている、その習慣の問題だと自覚しましょう。自分の体質の変化を理解して、年齢に合った食事習慣をつくり上げてください。

まとめ

第一層

脳幹

負荷をかけず「守ること」が重要
そのためには生活習慣を整える

脳が冴える新5習慣

1 毎日同じ時間に寝て起きる

2 体温を維持する

3 水分をこまめに補給する

4 毎日八千歩を歩く

5 体重を太らず一定に保つ

第四章

あなたの中の動物、大脳辺縁系

脳が冴える新習慣

6－11

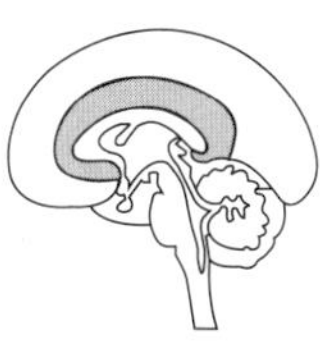

脳機能の第二層「大脳辺縁系」は感情や欲望の中枢。記憶と空間認識の機能に関係する扁桃体や海馬を含む。

これからは脳の健康

前章ではまず第一層、脳幹を守るポイントを述べました。

よい生活習慣は、からだというより脳の健康の土台なのです。

人は誰でも、脳さえ健康であれば、からだの健康は自分で管理して維持することができます。

よほどの大病や事故でなければ、これからは、脳を健康に保った人は現代医学のもと、八〇歳、九〇歳と安定して寿命を延ばすことができるでしょう。

樹木はいったん環境に適応して安定すると、年々ずっと育っていきます。

老化というより、植物のように継続して成長する姿を、あなた自身のエイジングと重ねてイメージしてみてください。

第二層と人間性

第一層の脳幹には負荷をかけずに守れるようになったとして、次に知っておかなくてはならないのが、脳機能の第二層・大脳辺縁系の取り扱い方です。

第二層は第一層とまったく異なっています。したがって取り扱い方法もちがいます。

「脳の機能が理性的に制御されている」

「脳がきちんとコントロールできている」

このことを、みなさんは、どのような状態だと考えますか。

わたしは、それは「人が動物でなく、ほんらいの人間になる」という意味だと思っています。

では脳がコントロールされている・されていないとは、具体的にどのようなことを指すのでしょうか。

欲望と感情をつかさどる古い脳

それは、脳の第二層が制御できているか否かで決まります。

わたしたち人間は、誰でも、ひとりひとり脳の中に「動物」を飼っていることをごぞんじでしょうか。

動物は自分の欲望と感情で動きます。そういった欲望と感情に関わる情報処理の中枢が脳機能の第二層・大脳辺縁系にあるのです。なかでも扁桃体は好き嫌いを、側坐核は意欲の情動を担っています。

もともと、大脳辺縁系は魚類から見られる古い脳の部位です。

爬虫類、鳥類、哺乳類と、脳の進化にともない、次第に古い大脳辺縁系におおいかぶさるように、新しい第三層の大脳新皮質が発達してきました。

人間にいたっては、大脳新皮質がすっかり大脳辺縁系をくるみ込んでおり、容積も大脳新皮質のほうがずっと大きくなっています。

第二層は上の層と通信している

それゆえ人間は強力な理性で欲望や感情をコントロールできるのです。

みなさんは、ペットの生き物にしつけをしたことはありますか。

たとえば、えさを前に「待て」ができるかどうか考えてみましょう。

魚は待ってくれませんが、犬はきっと待つでしょう。

食べたいという欲望をコントロールする、つまり、しつけのできる動物には、大脳新皮質があります。

このことからわかるように、欲望や感情で走ろうとする大脳辺縁系（第二層）は、上位の大脳新皮質（第三層）と双方向通信することで、今それを行うべきか・べきでないかという情報を第三層から受け取ることにより、機能的に制御されているのです。

車でいえばエンジン

逆にいえば、大脳新皮質との相互通信が失われたとき、大脳辺縁系はコントロールされない動物に戻って暴走し始めるということです。

ふだん、わたしたちにとって大脳辺縁系は、食べたいという気持ちや生きる意欲、さまざまなものごとに取り組む「やる気」にいたるまで、本人を突き動かし、力強く牽引してくれる感情エネルギーの源です。

車でいえば、なくてはならないエンジンのような重要部位といえるでしょう。

しかしそのパワーを生かすのはハンドルを握る理性、すなわち第三層の大脳新皮質だということを忘れてはいけないと思います。

というのも、定年をきっかけに認知症になる、大きな落とし穴のひとつがここにあるからです。

大脳辺縁系と定年認知症

みなさんは、自分はもういい年の大人で、子どもではないのだから感情のコントロールなどとっくにできている、と思うかもしれません。

しかし、よく考えてみてください。そのコントロールは、はたして自身の理性の力のみでなしえたものでしょうか。

まわりの目があるから、めんどうでも仕事に行き、もっと飲みたくてもがまんし、いやでも付き合い……と、じつは誰でも、社会とのつながりの中で自分の感情を制御し、ちゃんとした人間としてふるまっています。

脳の第二層（大脳辺縁系）を制御するには、自らの理性だけでなく、社会という外部の力もあえて借りたほうがよいのです。

定年をきっかけに認知症に陥るリスクが高くなる理由のひとつに、組織を離れると、その時点で、感情を抑えなければならないと感じさせてくれる社会的な枠組みから外れてしまうことが挙げられます。

前章で、定年後こそ目覚まし時計が必要だという話をしました。

ここでは、定年後も社会生活から離れてはいけないということを強調したいと思います。社会あるいは人間関係は、大脳辺縁系の暴走を防ぐために、人にとって最後まで必要なものなのです。

「やめられない」はすべて第二層の暴走

仮に感情中枢の大脳辺縁系が暴走すると、どういうことが起こるのか考えてみましょう。実例として動物を見てみればわかります。

えさの奪い合い、テリトリー（なわばり）への侵入阻止、メスをめぐっての闘い。人間にも同じようなことがありますね。

さてあなたは、第二層をしっかりコントロールできていますか。

左の対応表を見てください。制御不良の種類とその結果現れる人間の状態です。

「やる気」の暴走　　　　↓　躁状態
「やる気」のマイナス暴走　↓　鬱状態
「食欲」の暴走　　　　　↓　メタボ
「食欲」のマイナス暴走　↓　拒食症

表は一例にすぎませんが、このような見方をすると、あいまいにその人の性格や心の問題ととらえていたことが、はっきりと、脳の第二層の暴走であると見えてきませんか。そのほかの典型的な大脳辺縁系の暴走には、アルコール依存症やタバコ中毒などもあります。

このように、大人は理性のかたまりだと思っていても、実際にはちがう例がたくさんあります。理性で言い聞かせてもできない、やめられない、という状態は、すべて第二層が暴走している状態と考えてよいでしょう。

第二層の暴走が認知症を引き起こす

もの覚えや時間管理、計算能力など、みなさん、定年認知症を懸念するときは、たいてい脳の第三層、大脳新皮質の衰えを心配しています。

しかし、これまで述べたように、第二層の大脳辺縁系がじゅうぶんコントロールされていないことが、上位の第三層の働きを阻害し、結果として認知障害を招き寄せるケースが、意外によくあることを知ってください。

この場合、いくら記憶ドリルや生活の見直しを行っても効果は限定的です。

感情の抑制すなわち大脳辺縁系のコントロールを行わないと、脳は理性的に使えないからです。

定年という、まわりの人間関係にも大きな変化が訪れるとき、意識して社会とのつながりを見直し、新たに結んでいくことはとても重要です。それは認知症の大きなリスクのひとつである第二層の暴走を、たくまずして防ぐことになるからです。

基本的に人間は社会的動物です。感情的にならず、正しく理性的に脳が動くようにするためには、つねに自分の外から脳を見ているような状態が必要なのです。

五人以上の人間関係を保つ

そこでわたしは、リタイアした方にも、なるべく日常的に五人以上の人間関係をずっと保つようアドバイスしています。

これは案外かんたんなことではありません。

家族といっても、配偶者がいればそれで一人は確保できるかもしれませんが、子どもはたいていの場合、独立していてふだんの人間関係には含まれないでしょう。

では、あと四人、どのように関係をつくっていくとよいでしょうか。

おすすめは、自分の関係するフィールドを意識して広げることです。

次の職場を見つけて働くのもよいことです。

趣味や親類縁者、地域社会などの人付き合いを深めるのもよいことです。

かかりつけの医師に、最近眠れているかどうかなど、ペースメーカー代わりに体調の話をするのも立派なひとつの人間関係です。

五人目の代わりに、たとえば犬を飼ってもよいでしょう。動物とのコミュニケーションだけでなく、ペットのオーナーというフィールドも、新しい人間関係のドアを開いてくれます。

そして、これは大事なことですが、もし要介護になったとしても、デイサービスなどはひとつの社会生活として必要です。

昼間起きて外に出て活動することは、脳幹を守ることにつながりますが、それだけでなく、同じサービスに通う人々や介護士などとの人間関係が感情の暴走を抑制し、最後まで人間を人間たらしめることになるからです。

人は最後まで好き勝手な〝不良〟になってはいけないのだと思います。

喜怒哀楽少なく、やわらかな心で

大脳辺縁系の制御には、あえて社会からの強制で行う以外に、もちろん自分でうまくコントロールする道もあります。

どのようにしたらなるべくじょうずに自分で制御できるでしょうか。

それには、四〇代、五〇代で定年が視野に入ってきたら、それまでの心構えを変えていくことを、わたしはおすすめしています。

1　これまでの成功体験を忘れてください。

2　さまざまなこだわりも捨てるようにしましょう。

3　ときとして、意志力は頑迷さにもつながります。一歩下がって考えましょう。
4　心をやわらかくして、できるだけ喜怒哀楽をおさえ、次のステージを生きるレッスンを始めるようにしましょう。

一般に、脳が疲れる要因は以下の四つに集約されます。

それは、体の使い方、栄養、休み方、人間関係です。

体の使い方、栄養、休み方は脳幹のストレスに直結し、人間関係は大脳辺縁系に直結します。

喜怒哀楽少なく、やわらかな心で社会に参加し続けることは、一生の間、脳を枯れさせないための、とりわけ重大な留意事項といえるでしょう。

ここからは、以上のような脳の第二層・大脳辺縁系の正しい取り扱い方に気づくヒントを与えてくれた、過去の重要な何人かの患者さんのケースを取り上げてみたいと思います。

CASE 大脳辺縁系による認知障害

わたしはこれまでに、老化ではなく、不幸にして脳の病気から認知症になった人々もたくさん診てきました。

若いうちに認知症となった患者さんもいますが、多くが脳手術を受けた方で、外科医の観点からはそのような認知症の病状、病態もよく理解でき、原因と結果に不自然なものは感じられませんでした。

しかし、あるとき、わたしの患者観を大きくゆさぶる若い患者さんに出会いました。就職しても次々と会社をくびになってしまう。それがその人の主訴でした。

彼は東京大学の経済学部卒業だといいます。わたしとかわす会話に不自然さはありません。

多少、表情にかたさは見られますが、会話が続くということは、短期記憶に特に問題はないということを示しています。

神経学的にも特に異常は見られません。脳画像にも脳の萎縮など、あきらかな異常所見は認められませんでした。

「どんなことができないですか」

「文字を書くといったことはできるのですが、仕事の手順、コピー機の使い方など、特に、知らない新しいことが覚えられないのです」

たしかに、職場でこれまでやったことがないことはまったく覚えられず、何度指示されてもできないようでした。

けれどもその作業（書類を作る、コピーを取るなど）の多くは、ふつうの会社員であれば、誰でもできるかんたんなことばかりです。

さらに話を聞いていると、彼には少し自分へのプライドがあるようで、「マニュアルを作ってほしい」「手順を整理して伝えてほしい」など、通常、会社生活で部下の立場なら考えそうにない、周囲に対する要求がたくさん出てきました。


その人の言動から診断して、彼にはある種の情報入力の障害、大きくいえば認知障害があるのだろうと思いましたが、それは物理的な脳の病気が原因ではないかもしれないと気がつきました。

脳には感情の中枢、大脳辺縁系があります。

その〝感情のゲート〟をくぐらなければ、大脳新皮質の処理は始まりません。

一度、第二層の大脳辺縁系が「嫌だ」「めんどうくさい」と認識してしまうと、脳にはそれ以上情報は入っていきません。当然、第二層より上位の大脳新皮質は機能しないのです。


そんな好き嫌いぐらいのことで、と、みなさんは思うでしょうか。

しかし、第三層の大脳新皮質が、見たり聞いたりしたことに対して思考や記憶など高度な処理を始めるためには、必ず最初に感情処理をする部位——第二層の大脳辺縁系を通過しなければならないのです。

彼には通院してもらいながら、職業の相談も受けました。最初、人と接する機会のほとんどない夜勤の仕事についてもらいました。がまんして長く続けるようすすめ、次第に会社生活、いわゆる社会というものに慣れていってもらいました。

すると、もともと大脳新皮質は優秀な人のため、その後は順調に昇進していったのです。

彼のような若年性の認知障害の場合、一般的に形成されているはずの脳機能のシステムが、極端に形成されていないことがあります。

この場合、認知障害は脳疾患からくるものではなく、情報処理を阻害するような心的状態、つまり感情をコントロールするという点が長く未処理であったため、結果的に高次認知機能の問題を引き起こしてしまったと考えられました。

いつもそうですが、人の脳の認知機能の診断というのは、なかなか一筋縄ではいかないと考えさせられます。

一見、理性が衰えてボケているような状態であっても、必ずしもその原因は理性の中枢、第三層の大脳新皮質にあるとは限らないのです。

CASE 衣食住で脳のストレスを取る

ある中堅企業の社長のケースです。

休みの日でもずっと会社で仕事をするような生活を続けていましたが、奥様を亡くしてから生活の調子を崩し、ものの名前がとっさに出てこなくなって「あれ」「これ」「それ」と代名詞だけで会話をすることが増えました。

仕事でもよくミスを起こすようになってきたため、認知症を心配してわたしのクリニックを訪れました。

話を聞くと、彼の場合、脳のどこかが枯れ始めているというより、機能低下をまねく脳の疲れを解消できていない状態だと思われましたので、前述したように、体の使い方、栄養、休み方、そして人間関係を改善するよう、ひとつひとつアドバイスしました。

　すると彼は、毎日会社だった生活を改めて土曜日は休むようになり、娘さんやお孫さんと旅行を楽しむために体重と血圧の管理を始め、五年かけてやせて健康になりました。

　会話に代名詞を使わず、名詞で論理的に話すことを心がけ、ひとつずつ確認して動くようになり、いろいろなミスをしなくなりました。

　また、再婚もして、自分の人生に五人以上の人間関係を保ち、新聞の音読や興味のあることをノートに書く努力を毎日続けました。

　今ではまったく認知機能は正常で、若い社員やわたしの病院のスタッフともいきいきとした会話ができるようになっています。


　彼の人生をリセットするにあたり、昔とまったく変えてもらったのが、いわゆる衣食住についての考え方です。

　ある程度、経済的に余裕がある方ということもあり、いわゆる衣食住を、今までよりもっと快適に感じられるものに変えるよう意識してもらったのです。

　ぜいたくとはいいません。おいしいもの、心地よいこと、すてきな場所。快適なものごとにより多く触れることで、欲望と感情をつかさどる大脳辺縁系のストレスは、確実に減らすことができます。

古来「衣食足りて礼節を知る」といいます。

礼節とは心のコントロール、つまり大脳辺縁系の制御にほかならないと思います。

これからの中高年は、その上の世代とは異なり、できる範囲で、いってみればあえて脳の第二層の「機嫌をとる」ことも考えてよいのではないでしょうか。

足りることは罪悪ではないと思います。

彼のように、健康になりたい、家族と旅行に行きたいなど、プランや目標があれば、衣食住をよくすることもたいへん効果的な脳のメンテナンスになるはずです。

長い目で見て、大脳辺縁系を疲弊させないように意識することは、非常に大事だと考えます。

CASE かんたんな雑用から脳を起こしていく

ひとり住まいで干渉する人がまわりにいなくなると、人は勝手なことを始めます。

娘さんが心配して一緒にやってきた六〇代の父親のケースです。

定年後、のんびりしているらしい父の家を訪ねた娘さんが気づいたのは、大量の小銭が家の中にあることでした。

いっしょに買い物にいくと、いちいちお金の計算をせず、百円単位の買い物でも一万円札のような大きなお札を出すのです。

そして、自宅に帰ると、小銭を何かの入れ物にまとめて入れ、その後、そこから出して買い物をすることはほとんどしていないようです。

「もう自分は何をしてもいいのだ」といった世界です。

このような状態にある人は、何かあると必ず「めんどうくさい」という台詞をいいます。

文字を書くこともあやしくなっており、「あれ、どう書くんだっけ」と娘さんにたずねます。辞書をひくように言っても調べようとしません。

ふだんメールのやりとりはしていますが、かんたんな単語しか返ってきませんし、人に直接会う機会、話す機会も激減し、ときには一日中、誰とも話さない日もあるようでした。

まさに、定年認知症の疑われるお父さんに、わたしはまず注意をしました。

「めんどうくさいは禁句です」

ただ、最近は電子マネーなどの普及により、レジでも切符売り場でも、ものを数えるということが激減しています。世の中からめんどうくさいことがなくなり、能力の衰えにも気づかない状況があたりまえになってきています。

わたしは、これはとてもまずいことだと思っています。

自分の所持金を意識する対策として、わたしは、買い物のレシートを残すようにしています。そうしないと、今日いくら使ったのかさえわからなくなってしまうと思うからです。


楽で気持ちのよい状態におぼれて、自分の能力が低下していく世界。

わたしはそれを「裸の王さまの世界」と呼んでいます。

誰もあえてめんどうくさいことをやれと言いませんが、その状態に甘んじていると、いつのまにか、自分がどんなに衰えているか、気づいたときにはなにもかも失っていることになります。


そこで、ぜひ心がけてほしいことをお父さんにアドバイスしました。

それは、めんどうくさいと思っても、これなら比較的できそうだな、かんたんだな、と感じるものから、まずやってみるという意識づけです。

大脳辺縁系は「やる気」「意欲」をつかさどる中枢でもあるので、小さなことでも達成感を味わうと、次第にエンジンがかかってフル回転に近づいていきます。

これを、専門的には「作業興奮」といいます。

すると、最初はとてもやる気のしなかった大きな課題にも、取りかかる意欲が自然にわいてくるのです。

この脳機能の正しいウォーミングアップ法を知っていると、認知症対策だけでなく、むずかしい仕事や試験勉強など、あらゆる方面で活用することができます。

つまり、はじめはなんでもよいのです。テーブルの上を片付けるというような、ハードルの低い「雑事」「雑用」から始めるのは、めんどうくさい気持ちを自然に払拭するのに非常によい作戦です。

定年後、あらゆることをめんどうくさがっていたお父さんは、毎朝起きたらとにかく居間の掃除をすることを娘さんと約束しました。

それをきっかけに、ほんらいの積極性や明るさを取り戻し、今では地域のボランティア活動の世話をするほどに回復しています。

脳の第二層の活性化には「準備体操」が有効です。

生活すれば必ずわいてくる、さまざまなめんどうや雑用を大事にし、貴重なチャンスととらえてあえて自分でやる意識を持てば、知らないうちに脳が枯れてしまう事態は防げるでしょう。

CASE 大脳辺縁系に絶大な影響を及ぼす人間関係

これは六五歳、主婦の女性のケースです。

「最近、もの忘れがとても激しいのです」

本人を目の前に、ご主人と娘さんがこのように訴えられたのが最初の診察でした。

もともとものごとにこだわらないおおらかな性格で、少々のもの忘れは昔からあったそうです。

しかし、最近はそれがひどくなり、今さっき言ったこともすぐに忘れてしまう状態で、人の名前、ものの名前はもちろん、かわいがっている孫の名前まで忘れてしまうようになりました。

インターネットが普及したせいか、病院を訪れるご家族の方々はよく勉強しています。認知症についてもかなり早期の段階で家族が異状を見つけるようになりました。このケースもそうでした。

家族からの情報だけを聞けば、認知症と考えてもおかしくはありませんでしたが、本人の状況変化を見せてもらうために、しばらく、月に一度外来に通院してもらうことにしました。

そのときの課題として、毎日歩数計の記録を付けること、新聞の音読をして見出しを一〇項目ノートに書くこと、このふたつを宿題としてお出ししました。

まじめな方で、毎月確実に宿題ノートをつけて通院していましたが、五か月ほどで突然来院が途絶えました。

それからさらに三か月過ぎたある日、ご本人がひとりでやってきたのです。以下はご本人の言葉です。

「突然、通院を中断して誠に申し訳ありませんでした。

じつはわたくし、三か月前に突然主人をなくしたのです。主人の病名は、心筋梗塞でした。それからは主人の葬儀、遺産の整理、賃貸アパートの家賃の集金など、忙しく働いておりました。これからも、月命日にはお寺に行かなければなりません。

通院のことも気になっておりました。わたくし自身、最近もの忘れが激しくなったと感じていますので、今後もこちらの病院に通って治していきたいと思っています。ご指導、よろしくお願いします」

わたしはこの展開に、とても驚きました。そして、このご婦人の変化にもびっくりしました。

その後二年くらい通院しましたが、自信が持てるようになったのか、「またもの忘れが心配になったら来ます。しばらく休止させてください」という申し出があり、現在、外来通院は一時休止となっています。


なぜ彼女はもの忘れがひどくなり、そしてなぜまた元に戻ることができたのでしょうか。

「最近、お父さんがわたしに命令するようになったのよ」

「家の中にふたり、社長さんがいる感じよ」

これは通院し始めた頃、娘さんから聞いた、お母さんの愚痴です。

この方のご主人は優秀なビジネスマンだったため、定年となって毎日家にいるようになると、それまでお母さんがしていた雑用をすべて肩代わりするようになりました。

お母さんは言われたことをやるだけ、ときどきお茶を入れるだけで、仕事は孫の相手のみになっていったのです。


このケースは、ほんとうに人との「関係」のむずかしさを教えられた例でした。

なんでもやってもらえて、することがない。

そんな環境が「幸せボケ」をつくってしまうことがあるのではないかと思います。

それが突然、ご主人が亡くなったことで、彼女は自分でやらなくてはならないたくさんの課題に直面しました。しかしそれがかえって無理にも彼女の自主性、意欲をよみがえらせることになったのです。

わたしたちにとっても、自分とまわりの人々が、どのような関係で影響を与え合っているか見直すことは、いろいろな気づきを与えてくれると思います。

脳の第二層、大脳辺縁系は人間関係に反応する脳です。

地位や肩書きとは関係なく、その人間関係があることでおたがいにどのように脳に影響を与えているか、自分のことであっても、一歩さがって客観的に考える練習をしましょう。

第二層暴走のワーストケースを知ろう

ピック病という病気をごぞんじでしょうか。

別名、前頭側頭型認知症ともいいます。

原因不明で、おもに脳の前頭葉側頭葉が萎縮する病気です。その結果として、前頭葉側頭葉の機能不全が起こります。

引退してしばらく後、「○○さんはこの頃、人が変わったように怒りっぽくなってね、奥さんが困っているそうだよ」などというわさ話を耳にすることはありませんか。

ピック病は、特有の人格変化や行動異常などを起こす認知症の一種です。

この病気の典型的な症状の一つに、反社会的行動があります。壮年期のまじめな人が、ある日突然スーパーで万引きをし、警察に逮捕された。ときどき、このようなニュースが流れてくることに気づいたことはありませんか。その後を追うと、なぜ万引きをしたか、何度本人に聞いても、わからないというばかりで、まともな答えはひとつも返ってこない。不審に思った家族が本人を病院に連れていき、病気かどうか調べたらピック病と判明したというようなことがよくあります。

ピック病では、何年もかかって脳の前頭葉と側頭葉の神経細胞がこわれ、萎縮していきます。しかし、初期の頃は見当識（※ここはどこか、わたしは誰か、今日は何年何月何日かなどの基本的な状況認識のこと。記憶障害と並ぶ認知症の中核症状）はそれほどおかしくなっておらず、最近あったことなどもよく覚えていて、ひとりで外出しても道に迷ったりすることはありません。

そのため、ピック病になってもはじめのうちは気づかれにくく、また、すべての認知症の半分以上を占めるアルツハイマー型認知症にくらべると、ピック病の発症割合は数%程度と少ないこともあり、あまり周囲に理解されないまま症状が進んでしまいがちです。

しかしながら、それはまぎれもなく、定年以降によく見られる認知症のひとつのタイプです。

世の中には暴走老人という形容がありますが、わたしは、ピック病にかかっている高齢者の数は、じつはもっと多いのではないかと考えています。


ピック病は、子ども時代にわがままをしている状態とはちがいます。

いい大人が、大脳辺縁系を暴走させたままにしている状態なのです。それは、欲の放し飼い状態といってもいいでしょう。

これは、薬で鎮静することはできても治すことはできません。

なぜなら、大脳辺縁系をコントロールする主体である大脳新皮質が壊れたための暴走だからです。暴走を抑える理性が存在しないのです。


具体例を示してみましょう。

CASE ピック病になった自治会長

最近もの忘れが激しいという口実で、家族に連れてこられた七八歳の方です。

「俺はどこも悪くない。病院になんか来たくない」

「ばあさんが病院に来るというから来たんだ」

と、外来受付で大きな声で叫んでいます。

口実である奥様の診察を終えてから、ご本人の診察をしました。

血圧は一二〇／八〇、正常です。体格もやせ型で、言語障害もなく、運動障害もありません。

質問をしてもすぐに返事が返ってきます。たしかに、ご本人の言うように身体的には何も問題はないように見えます。

しかし、長谷川式簡易認知症検査をしてみると五点しかありません。これは、高度の認知症状態です。

家族が困っているのは、ほんとうは、もの忘れではないのです。

その方は朝六時に起きて夜一二時に寝ています。

生活習慣は毎日ほとんど同じで、食欲もじゅうぶんです。昼間は自転車で散歩に出かけます。毎食終わると二時間程度散歩するのが習慣となっています。

困っているのは、この散歩のことでした。

かつて地域の自治会長をやっていたほどの、しっかりした方だったのですが、その頃をなぞるように、散歩のたびに近隣の家々のゴミの出し方や道路の使用状況などを注意して回ります。

そして、次の散歩のときにも同じチェックを行い、さっき注意したことをまったく忘れて同じクレームを言います。

その異常行動が始まった頃は、家族が近所に詫びてまわっていましたが、次第にエスカレートし、何度も無断で他人の家屋に立ち入って同じことを怒鳴り込むため、とうとう警察に通報されるようになってしまったのです。

自分がおかしいのではないかという病識がまったく欠如していること。

常同行動、特に毎日同じコースを周回するような行動がみられること。

社会における礼節や通念がわからなくなり、まったく気にせず反社会的行為を行ってしまうこと。

これらは典型的な症状であるうえ、脳画像にも前頭側頭葉の萎縮がはっきり認められたため、この方はピック病と診断されました。

誰でも暴走する可能性はある

反社会的行動、つまり突然理性が失われ、社会ルールを無視した行動を取ることの要点を整理するため、もっと身近な事例を挙げてみましょう。

ひとつは「酔っぱらい」です。

忘年会などで、酔い潰れる寸前の人がまさにこの状態です。

突然理性が失われ、セクハラ行動を取る。あとで聞いても、本人は何も覚えていません。

急性アルコール中毒のため、前頭葉が麻痺して機能不全を起こしているからです。

そのとき、大脳辺縁系は本能にまかせて暴走します。

基本的にアルコールは、脳機能構造の上位（第三層）から下位（第一層）に向かって効いていきます。

このため、大脳新皮質にアルコールが作用すると、大脳辺縁系への抑制が効かなくなるのです。その結果、自身の欲望だけに忠実な、反社会的行動も可能となってしまうことになります。

もうひとつは「怒り心頭に発する」ときです。

ある日、院内で重症患者を担当しているグループのリーダーの立場にある医師が、看護の対応が悪いと部下の医師に文句を言いに来ました。

まじめな部下の医師は、静かにハイ、ハイとおとなしく聞いています。クドクドとした話がすんで、ようやく上司はその場所から姿を消しました。

するとそのとたん、黙って聞いていた先生は、突然暴れ出したのです。

「何を言っているんだ。症状が落ち着いて、処置も終わった後なら、何とでも言えるよ。急変して困っているときには、自分は見にも来ないで、連絡しても意見を言わないで逃げていたじゃないか。主治医なら、最初から最後まで患者さんに付いているべきだ！」

大きな声でこう叫んだ後、この先生は、そのフロアーにある椅子を全部をひっくり返して歩きました。つまり、キレてしまったのです。

もともとこの先生は、ふだんはまったく静かな人です。なので、突然の行動の変化に、病棟勤務者の全員があっけに取られ、目が点になってしまいました。

わたしの目撃例だけでなく、誰でもときどき、このような状態の人に出会うことがあると思います。

人は、あまりに感情が高まると、理性では抑制できなくなってしまいます。

そしてその結果、動物的な行動を起こしてしまうことがあるものなのです。

人間らしい、社会秩序にしたがった行動も、基本的には大脳新皮質が正常に機能してできることです。

認知症だけでなく、健常な人でも置かれた環境条件によっては、大脳新皮質と大脳辺縁系の関係が崩れてしまうことがあります。

その結果、ときにこのような行動も起こしてしまうことがあるのです。

大脳辺縁系は急には躾《しつ》けられない

病気で反社会的行動を取る患者さんたちを見ていると、わたしは、自分の大脳辺縁系にも、若いときからずっと躾《しつけ》が必要なのだと感じます。

なぜなら、このような症状を起こした患者さんたちの多くが、定年の一〇年、二〇年前、つまり壮年期のはじめから気ままな生活を送っていたということを知っているからです。

好きなときに寝て、好きなときに起きる。

これは、理性的な生活というよりも、本能的な生活です。

そして躾とは、ある意味、ズボンの折り目のようなものなのです。

会社時代、毎日七時一五分の電車に乗って、会社に八時二〇分に着く。このような判で押したような生活には、明らかに感情はともないませんが、折り目はついています。

しかしこの生活が定年後、好きなときに好きなことをする生活に変化してしまう。折り目が消えたということです。

そうして生活自体から規則性が消失していくと、生活は次第に、動物のようなものに変化していくのです。


世の中には高齢となっても、立ち居振る舞いが変わらず、病気で体調がすぐれないときにも立派な行動を取る方は、たくさんいます。

そのような人を指して、育ちがちがうといいますが、たしかにその通り、折り目があるかないかがちがうように、そこには一線を画するちがいがあるのです。


それは、大脳辺縁系を若いときからどのように躾けたか、飼い慣らしたかです。


最後はそれがものを言うのです。

大脳辺縁系は急には躾けられません。

そういう習慣がなかったところに首輪やたづなを付けるのはたいへんなことです。

ですからわたしたちは、定年が近づいたならなおのこと、自分の中の動物、大脳辺縁系を心して躾けておかなくてはならないと思います。

中年以降は暴走のきっかけ自体を絶つ

ピック病の原因はわかっていませんので、反社会的な行動への対策はないのではないか、という意見もあります。

しかしいざ大脳新皮質の機能低下が起こったとき、先人たちが武道や伝統文化などで培った知恵が示すように、誰もがこのような反社会的な行動を取るわけではありません。

わたしは脳の医者として、からだに染み込んだ躾があれば、人はきっと年をとってもそうはならないのではないかと考えています。

お酒は理性を麻痺させる。それがわかっているならば、ある年齢になったらもう禁酒すべきです。実際にどこかで反社会的な行動を起こし、大けがを負ったり、社会的な問題となったら取り返しがつかないのですから。

キレ症の人も同じです。自分でキレない状況をつくるべきです。

子どものように周囲に後始末させていいという時期も、やはり年齢制限があると思います。ある年齢を過ぎて、キレ症をコントロールできないままでは、まわりのコミュニティーから危険分子の烙印を押されることになります。

わたしも以前はお酒が好きでした。でも一度酔ったことがあり、これでは人に迷惑をかけると考え、禁酒を決めました。

キレ症も同じではないかと思います。キレるきっかけを絶つ方向に、自分の姿勢を変えるのです。


闘争心もそうです。誰かに対抗しようと考えたり、自分のほうが優っていると考える姿勢だと、機会があればいつでも闘争心が起こり、感情が高ぶってしまいます。

わたしは、この点についてはもう競争はしないと決めました。ライバルであっても自分の息子であっても、負けてもいいと考えるのです。

そのような姿勢であれば、つねに冷静でいられます。


大脳辺縁系のたづなを握り、冷静な時間を多く持つようにすることはとても重要です。

しっかり暴走を抑えることができれば、人生には得られるものがどれほど多く、前に進んでいると感じることができるか、何歳になっても実感するでしょう。

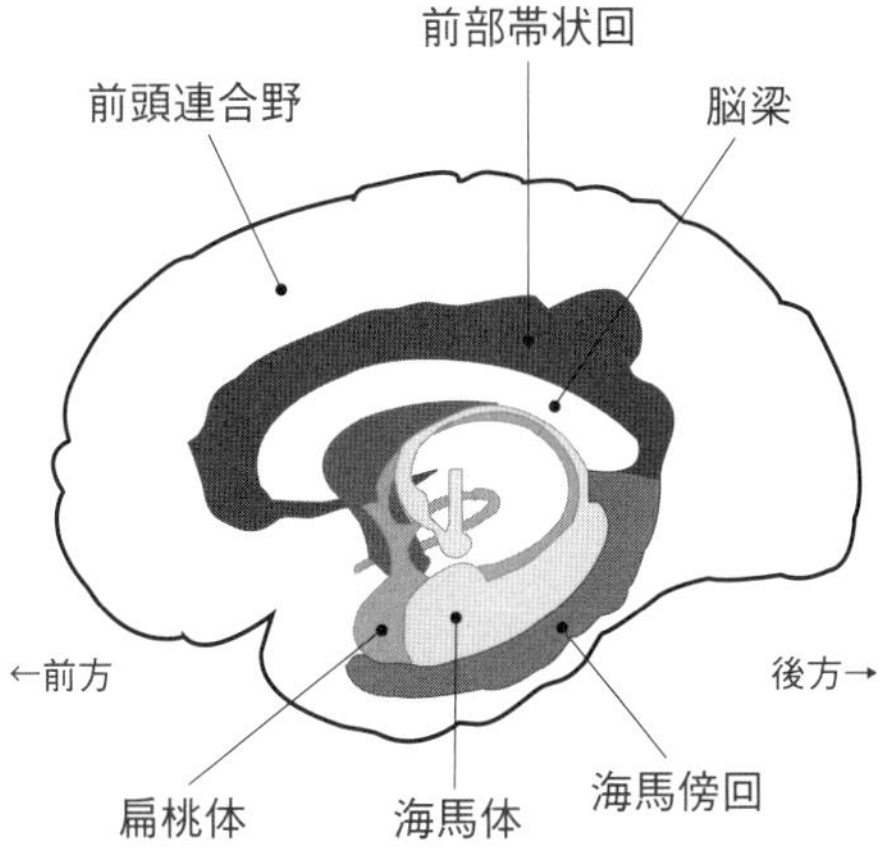

くり返しになりますが、大脳辺縁系には躾が必要です。
それは、生涯かけて社会の冷静な一員である自覚を、次章で述べる脳の第三層、大脳新皮質にきちんと持たせるということです。

そもそもなぜ「辺縁」というか

もともと大脳辺縁系という言葉は、一九世紀にフランスの医師ブローカによって最初に名づけられ、その後、脳の第二層をまとめてあらわすようになった言葉です。

大脳を縦半分に切ると、外からは見えない内側の表面、すなわち脳断面のふち（辺縁）に大脳皮質とは一見して異なる部位が発見されたことから、そう呼ばれるようになったといいます。

正確には、脳の内側には左右大脳半球をつなぐ組織があり、脳をつなぐ橋梁《ブリッジ》なので、これを脳梁《のうりょう》といいます。

この脳梁を取り囲む帯状回と海馬傍回などの部位を合わせて大脳辺縁系といいます。

一般には、大脳のうち、系統発生的に古い原皮質や古皮質とこれらに関係のある扁桃体、中隔核、視床前核、海馬を含めて大脳辺縁系と呼ぶことが多いと思います。

特に扁桃体と海馬は、近年、記憶や空間認識に関するくわしい機能が解明されてきており、たいへん重要な構造だということがわかってきています。

辺縁系はむしろ心の「中心」

これまで述べてきたように、大脳辺縁系は人間の感情処理を行っていますから、いわば心の中心です。

この大脳辺縁系がストレスなどで過度に興奮し、感情が抑えきれなくなってしまうと、人は社会の中で正しく冷静な対処ができなくなってしまいます。

じつに多くの人が、この感情コントロールの不良のせいで失敗をしています。

大脳辺縁系は、人間の社会活動に大きな影響を与えていることから、わたしはその名を大脳「中心」系と変更したほうがいいとさえ思っています。

脳の第二層、大脳辺縁系は、理性や論理といった脳の第三層で行われる高次な認知機能の陰に隠れがちですが、定年という人生の節目では、第三層と同じように深い影響を受けるものです。

そのとき、決して心（第二層）の操縦桿から手を離さず、制御し続ける心構えをキープしましょう。

年を重ねるほど、喜怒哀楽少なく、やわらかく、感情をコントロールできるようになることが、脳の第二層の取り扱い方の核心だと考えてください。

ストレスをため込まない

そのためにわたしは、脳の第二層が感じた「感情」は、いつもエネルギーとして外に出すべきだと考えています。

それには生じた感情をつねに解放できるように準備しておく必要があります。

しかし、社会生活を営むには、多くの場合、好きなときに自由に感情を出すことはできません。実際には怒りや悲しみなど、がまんしなくてはならない場合はたくさんあります。

手軽な解消法としては、まずコーヒーの香りをかぐ、音楽を聴くなど、ひとつひとつはささやかなことでよいので、自分のストレス解消につながると思う手段をなるべくたくさん持ち、こまめに意識して実行してみてください。

これをストレス・コーピングといいます。

その感情を引き起こした問題の直接解決にはなりませんが、脳の疲弊を防ぐ合理的な方法として新しく注目されています。

もし、過剰にがまんを重ねると、大脳辺縁系の扁桃体という部分に多くのストレスが加わることになります。

そして、この扁桃体へのストレスが脳幹に伝わることで、筋肉の緊張、息苦しさ、動悸、めまい、不眠症などの自律神経症状が出てくるようになるのです。

心は過去にとらわれる

じつは、今説明した扁桃体という部位には、時間軸での記憶がなく、感情の記憶だけが残ります。

時間の経過は、脳の中で時間と空間を把握する部位である「海馬」と連携しないと、扁桃体単独ではつかめないのです。

今起きていることと、過去に起きたこととの区別がつかない。扁桃体のストレスにおいては、これが大きな問題の原因といえるでしょう。

人は誰でも大なり小なり、強い恐怖や悲しみなどの瞬間を心の傷（トラウマ）として記憶しています。

それは、はっきり過去のこととして心の整理ができていればよいのですが、そのトラウマ体験をいきなり鮮明に思い出し、その人の自律神経を介して、息の乱れや動悸など、あたかも今、当時のトラウマ的出来事が起きているかのような身体的反応を起こしてしまうことがあります。

これは、フラッシュバックといわれる現象で、脳内では海馬の萎縮や扁桃体の異常な興奮が原因となって起こります。

このような状況は、放っておけば解消するというものではなく、脳の第二層の不調は、早期に第三層の不調すなわち認知障害を引き寄せてしまうことにもつながりかねません。

前頭葉を活性化する

大脳辺縁系をうまくコントロールするためには、大脳新皮質が必要です。

そして大脳辺縁系の扁桃体の異常興奮に対しては、大脳新皮質の一部である前頭葉を活性化することでその興奮を抑えることができることがわかっています。

次章でくわしく述べますが、前頭葉は脳機能の第三層の最重要部位です。文字通り大脳の前方に位置しており、人間の高度な考える力（創造的な思考や意思決定など）をつかさどる脳の最高司令官です。

では、大脳辺縁系を制御できる前頭葉の活性化には、どんなことをすればいいのでしょうか。

それには「今、この場だけを感じる」トレーニングなどが有効です。

このようなトレーニングは、瞑想や座禅、マインドフルネスなどを通じて行うことが可能です。あれこれ考えるのが前頭葉ですが、その考えにふりまわされる自分を客観視するのも前頭葉です。

休みなくクルクルと考えをめぐらせている前頭葉を活性化するのは、その回転数を増やすことではないのです。あえて活動を抑え、アイドリング状態にもっていくことに大事な意味があります。この状態は、「デフォルト・モード・ネットワーク」という、脳がほんとうにリラックスしてぼうっとしている状態を実現します。

デフォルト・モード・ネットワークとは、睡眠時に情報が整理されて脳がすっきりするのと同じかそれ以上の効果を、起きていながら持つことのできる状態です。

実際、右に挙げたような訓練によって大脳新皮質の中にある前頭葉が鍛えられ、思考の集中力や創造性が増すだけでなく、前頭葉の神経細胞の密度が高まることが、近年の脳研究から明らかになっています。


たとえば長く修養を続けた禅僧やヨガ行者が、欲望や感情すなわち大脳辺縁系をよくコントロールできるというのは、抽象的なことではなく、現実に脳が変わることなのです。

四〇歳以降はわたしたちも、ふつうに生活をしながら早めにそれに取り組むとよいでしょう。

時間をつかさどる海馬

ストレスが重なり、うつ病や自律神経失調症になると海馬の記憶力が低下することがあります。また、トラウマなどの非常に大きなストレスでも、海馬が働かなくなってしまうことがあります。

人間の体は、ストレスを受けたとき、「糖質コルチコイド」というコルチゾール系のホルモンを分泌して、ストレスに抵抗しようとします。

しかし、この抗ストレスホルモンのコルチゾールが増えると、結果的に海馬は萎縮し、働きが弱まってしまうことがあります。

ですから、非常にショッキングなできごとがあっても、それをくわしく覚えていないということはあり得ることなのです。

海馬は時間軸の記憶をつくる。これをよく理解してください。

そこで、海馬が働けないとしばしば記憶の混乱がおこり、それがストレスと関係してしまうことになります。

先に述べたように、扁桃体だけでは、今起きていることと過去に起きたことの区別ができません。何かをきっかけにトラウマの原因となった体験を思い出し、あたかも今そのことが起きているかのように感じてしまいます。

この対策として、海馬を活性化させること、つまり時間をひとつひとつ認識することが有効です。

ノートをつけよう

たとえば昔の体験を誰かに語ってみたり、ノートなどに書いてみましょう。そのとき、海馬の時間軸記憶の助けになるよう、年表や時間割、日記などの形式で作るといいでしょう。

時間の経過をできるだけくわしく書くことによって、海馬が活性化するだけでなく、いろいろな気付きが生じ、現在抱えている精神的ストレスを冷静に理解できるようになることで、フラッシュバックなどの症状を軽減させることができます。

このようにノートや日記をつけることは、脳の第二層を制御するうえで大切な手段になるだけでなく、じつは、最後のステージである脳の第三層の正しい取り扱い方をマスターするうえでも、たいへん重要な意味を持ってくるのです。

おすすめのノート例を挙げておきます。

年　月　日（　　）天気：

行動の記録

食事の記録

朝：

昼：

夜：

今日、一番気になったニュース　2行でまとめましょう

ひとことメモ

音読　運動　外出　コミュニケーション　食事

一日の行動ノートは、自分の中にある情報を時間軸で整理できるように、少なくとも例に挙げたような活動の記録について、毎日、簡潔にまとめて書き出しましょう。

体重や歩数、血圧、睡眠時間など、第一層・脳幹にとって重要な数字を、ノートの項目に加えてもよいでしょう。

ときには家族や友人、かかりつけ医など、誰かに自分のノートを見てもらうのもはげみになると思います。

そうしてまず三か月間、継続してノートをつけることができたなら、もうあなたは、たとえノートを見せる相手がいなくても、自然にこの習慣をずっと続けられるようになっているでしょう。

混乱した感情の記憶を整理してトラウマをやわらげ、冴えた脳をキープするために、時間軸のノートをつける習慣を役立ててください。

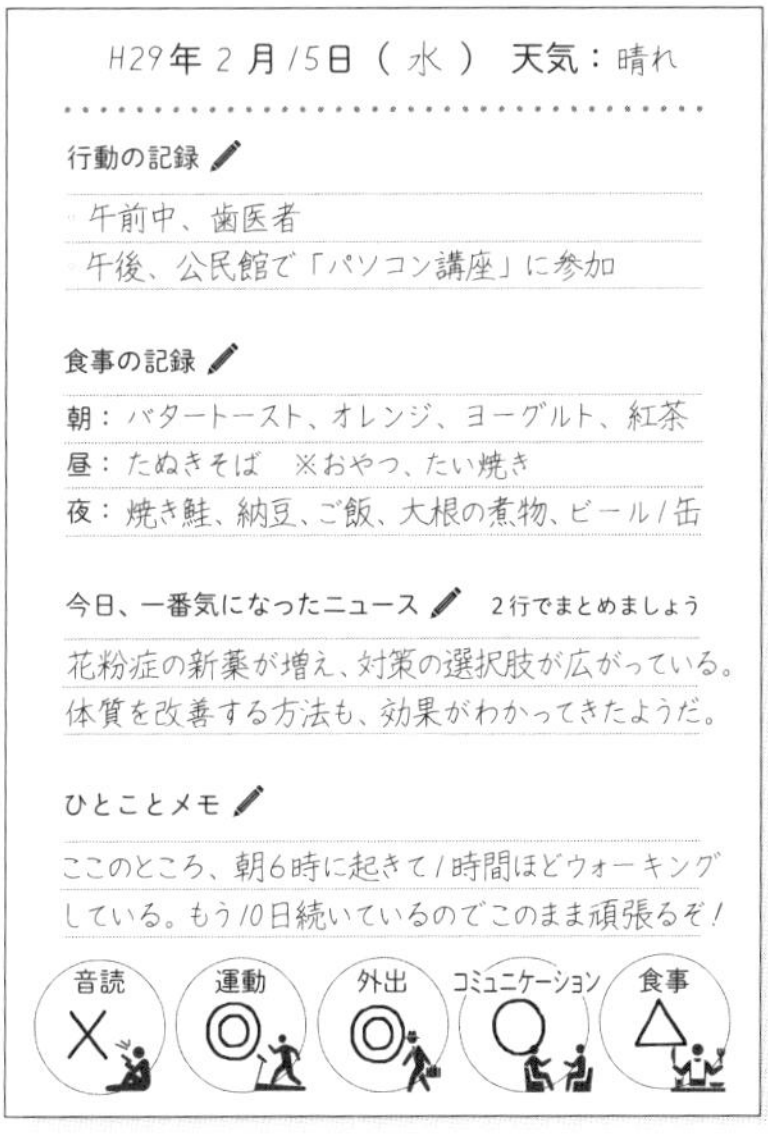
H29年 2 月15日（ 水 ） 天気：晴れ
行動の記録
午前中、歯医者
午後、公民館で「パソコン講座」に参加
食事の記録
朝：バタートースト、オレンジ、ヨーグルト、紅茶
昼：たぬきそば　※おやつ、たい焼き
夜：焼き鮭、納豆、ご飯、大根の煮物、ビール1缶
今日、一番気になったニュース
2行でまとめましょう
花粉症の新薬が増え、対策の選択肢が広がっている。
体質を改善する方法も、効果がわかってきたようだ。
ひとことメモ
ここのところ、朝6時に起きて1時間ほどウォーキングしている。もう10日続いているのでこのまま頑張るぞ！
音読
×
運動
◎
外出
◎
コミュニケーション
○
食事
△

まとめ

第二層

大脳辺縁系

第二層の暴走は認知症をまねく
心を「制御すること」が重要
世間の目と自分の理性が心のたづな

脳が冴える新6習慣

6 喜怒哀楽少なくやわらかな心を持つ

7 人間関係を五人以上持つ

8 暴走のきっかけ自体を絶つ

9 ストレスをため込まない

10 前頭葉を活性化する

11 時間軸のノートをつける

第五章

生涯育つ脳、大脳新皮質

脳が冴える
新習慣
12－17

脳機能の第三層「大脳新皮質」は理性の中枢。特に前頭葉は高度な認知機能を持つ脳の最高司令官的な部位。

まず第一層・第二層を整える

あなたの脳の司令塔、大脳新皮質

ここまで脳機能の第一層（脳幹）、第二層（大脳辺縁系）の取り扱い方を述べてきました。みなさんは完全に理解してくださったでしょうか。

一言でいえば、脳幹は負荷をかけない、大脳辺縁系は暴走を抑える、それに尽きます。そこまでわかったところで、いよいよ脳の第三層、大脳新皮質の取り扱い方に入っていきたいと思います。

第三層の大脳新皮質は、第一層、第二層の上にある理性の中枢です。樹木でいえば緑の葉や花実にあたる、人の精神活動の実質そのものです。

思考とは脳が情報を処理すること

わたしたちの思考は第三層の活動に支えられています。

第三層の大脳新皮質は、からだの内側と外側からやってくる、いろいろな情報を選択・判断・系列化して処理しています。その過程を「思考」と呼ぶのです。

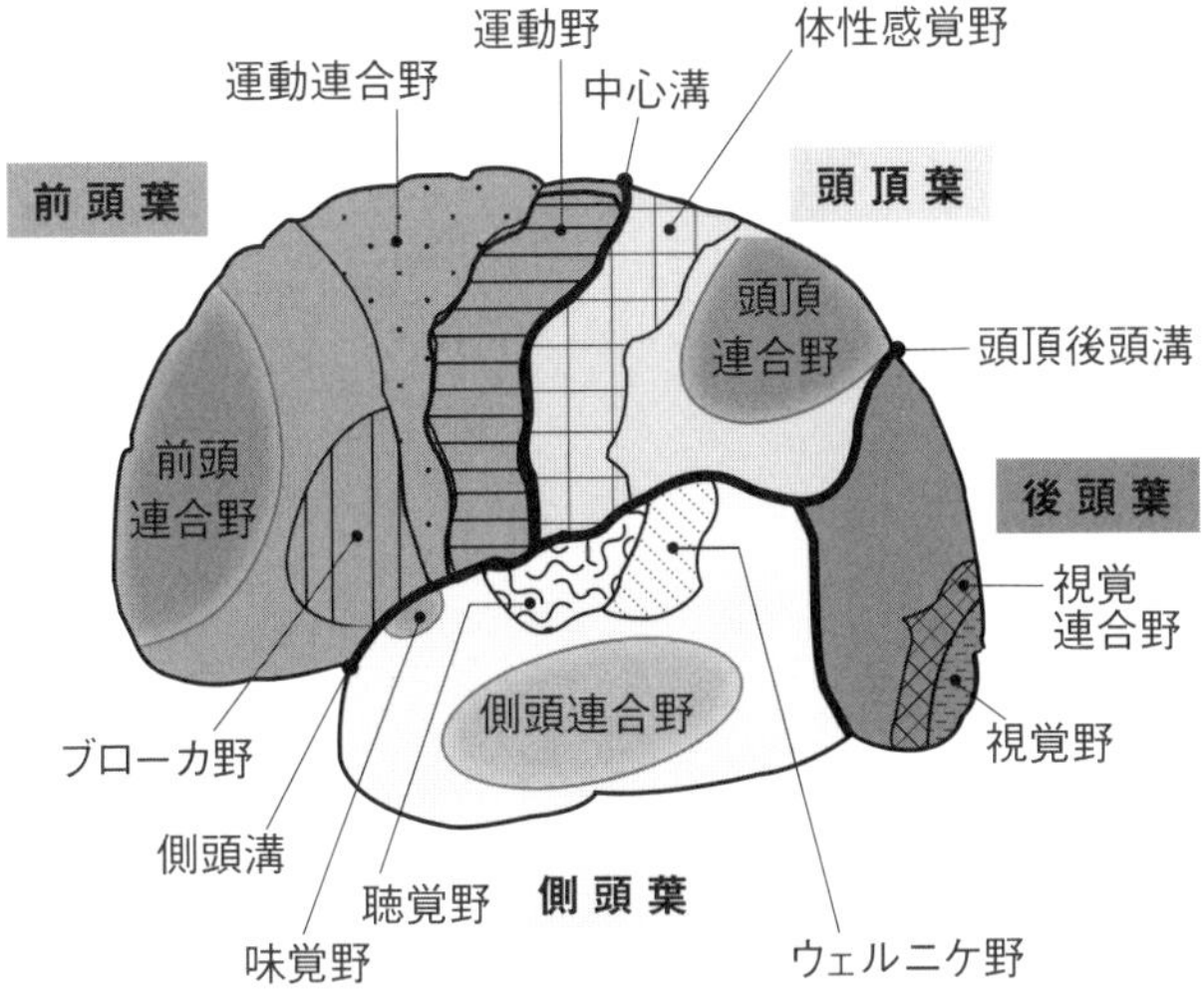

あたりまえに思うかもしれませんが、どんな情報も、脳内に入ってきただけでは使うことはできません。第三層という理性の中枢がその情報を吟味・消化してこそ、よりよく生きるための判断や行動が可能になるわけです。

なかでも前頭葉は、複雑で高度な認知機能を発揮する、脳の最高司令官ともいえる部位です。わたしたちの「考える力」を一手に担い、変化する世界に対応しています。

思考には健全な土台が必要

この前頭葉の力がなんらかの理由で衰え、生活に必要な判断機能や実行機能が失われると、認知障害や認知症と呼ばれます。

しかしそれは、結果であって原因ではないかもしれません。認知障害が起こるのは、前頭葉というより、それ以前の脳の土台のまちがった取り扱いのせいかもしれないのです。

まちがった脳の取り扱いは、大きく三種類に分けられます。

そのうちの二種類はこれまでの章でくわしく説明してきました。

ひとつは脳幹（第一層）にダメージを与えること、ふたつめは大脳辺縁系（第二層）の暴走を許してしまうことでした。

それらはいずれも、上に立つ第三層の土台をゆるがせ、不安定にさせます。高度な情報処理（＝思考）を行う前に、脳機能の基礎部分を維持するのがやっとであれば、第三層の活動すなわち思考や認知機能はどうしても混乱しがちになります。

第三層を育てる

必要なのは「新しい情報」

まちがった脳の取り扱い、最後のひとつは、第三層、大脳新皮質の取り扱い方です。大脳新皮質は前頭葉、側頭葉、頭頂葉、後頭葉という、機能的に四つの大きな領域に分けられます。

大脳新皮質の取り扱い方を誤ったまま放置していると、やはりやがてその中の前頭葉という、脳の最高司令官の衰退を招くことになるでしょう。

しかし、これから説明する正しい取り扱い方を知って、しっかり実践することを心がければ、わたしたちは自分の脳を枯れさせず、むしろ生涯かけて成長させていくことができるといっていいと思います。

そのために必要な第三層の適切な取り扱い方とは何か。

第三層は非常に複雑ですので第一層、第二層のように一言でいうことはむずかしいのですが、あえて短くいうならば、「新しい世界を拓き続けること」といえます。

それが前頭葉の欲しているもの、「新しい情報」だからです。


第三層、大脳新皮質にとっての新しい情報は、植物でいえば樹木の枝に葉や花が生い茂り、さらに伸びて育つための水や光にあたります。

成長と安定のバランスをとり、しっかりした土台の上に新しく枝葉を伸ばして成長し続ける、大きな樹の姿を想像してください。

人生百年時代、第一層・第二層を整え、第三層の脳を生涯育てることができれば、人はひとりひとり、人類史上、これまで見たこともないような大樹を目指せるのです。

認知症を「枯れる」とたとえるわけ

脳画像が、脳の状態のすべてを表しているとは思いませんが、病の初期段階は別として、進行した認知症患者さんの脳画像には、ある特徴があります。

そこには必ず、脳萎縮が認められるということです。

もちろん、脳萎縮は認知症にしか見られないというものではありません。頭部外傷でも、脳出血でも、脳梗塞でも、時間が経過すれば脳萎縮は認められます。

しかし、「原因のはっきりしない脳萎縮」は、おもに認知症で見られるものなのです。

そしてこのような脳萎縮は、多くの場合、自分でそのようにしたかどうかはともかく、結果的に社会からはずれてしまった人に多く見られます。

脳の力を筋肉にたとえることがありますが、脳萎縮だけを考えるとき、このたとえは正しいと思います。

スポーツで現役を引退するなどして鍛えることをやめたときから、使わなくなった筋肉は急速にやせていきます。

同じように、脳も使わなくなるとやせていきます。やがてそれは枯れて元に戻らなくなるでしょう。

よく外来で見かけるケースは、老人性聴力障害による側頭葉の萎縮です。使わなくなると脳は萎縮するのです。ですから、もし自分の耳が遠くなったと自覚したときには、意識して早く補聴器を付けるべきだと思います。

同じことは視力にもいえます。今かけている眼鏡でははっきりと見えなくなったと感じるなら、お金を惜しまず、すみやかに眼鏡を買い換えるべきなのです。

情報は脳のライフライン

人は、社会的な生き物です。毎日さまざまな人と交流して生きています。人に会って言葉を交わし、互いに目的を持って行動していく。わたしたちは毎日このくり返しをしています。

そして、その交流の中で、まわりからの情報を取捨選択して、自分の次の行動を決めています。

つまり人にとって自分を取り巻く社会は、植物を育てる水や光のようなものなのです。植物は、太陽光を受け、葉で光合成を行い、エネルギーをつくります。人もまわりから情報を与えられ、それを脳で処理し、次のやる気、意欲をつくり出しています。

どんな植物も、耐えられない暑さ、寒気ではその身を維持できません。

人も同じように、自分の生存を維持できない環境では生きていけません。実際に、からだの温度、睡眠時間、食事など、生存のための基本要素がうまく管理できないと、中枢神経機能はもちろん、生命自体も維持困難となります。

くり返しますが、社会の情報は、人間にとっては植物の水や光のようなものです。社会から干されるという言葉がありますが、これは文字通り、社会から情報という「水」が供給されなくなる状態です。これはある意味、人の死を意味するといえるでしょう。

わたしには、社会から孤立したり、老化して情報を取れなくなった患者さんたちは、どちらも同じく水を絶たれた状態のように見えます。

人は、世の中に交わってこそ生きていけるのです。世の中から孤立したら枯れてしまいます。

この原則を忘れてしまうと、おそろしいことが起こると思います。

前頭葉は脳内の全情報を見渡している

大脳新皮質は、動物が環境中で、新しいことや変化によりよく対応するために進化してきました。そのために特に発達した前頭葉は、脳に入ってくる全情報を一瞬で見渡しています。

飛行機の管制塔は、周囲を飛ぶ航空機の位置や気象条件をはっきりわかって各航空機に正しく指示しています。前頭葉の役割もそれと同じです。

もし、まわりの状況がよく見えなければ、前頭葉はその目的を果たせません。人は、その成長とともに脳機能を組み上げていきます。ひとつのことを成し遂げた経験のある人は、次の目的や目標がはっきり見えさえすれば、別の場面でも思い通りに、スムーズに脳を動かすことができるようになっています。

この場合、見渡すべき情報が欠けないかぎり、問題は発生しません。

しかし、往々にしてトラブルは突然起こります。体調を崩す、病気になるなど、原因はさまざまですが、情報よりもその処理の手順を妨げる要素が発生すると、前頭葉の機能は発揮されなくなります。

何であれ、ものごとの判断には前頭葉が情報を判断して系列化し、判断を実行するという手順が必要です。

しかし特に、電源スイッチのような役割の脳幹、そして動力モーターのような大脳辺縁系にトラブルが起こると、前頭葉は容易に機能不全を起こすのです。このことは、これまでに述べた通りです。

頭が働くとは前頭葉を使い慣れていること

わたしたちは「あいまいな」世界に生きています。

あいまいというのは、正しい解答がないという意味です。はっきりとした事実や計算の答え、つまり、受験勉強やクイズに出てくるような事柄をのぞいては、わたしたちの日常生活での決定のほとんどに、絶対的な正解はありません。

何かを選択するにしても、状況が変われば選ぶものも変化してしまいます。その場の状況、自分の願望、経歴や経緯などが複雑に作用し、わたしたちはものごとを選択しています。

どうしてわたしたちは、このような多くのあいまいな状況を処理できるのでしょうか。それは、わたしたちが脳に前頭葉を持っているからです。

前頭葉は大脳全体から情報を集め、その情報の選択・判断・系列化を行い、最終的な意思決定を行います。そのため、前頭葉にはちょうどコンピュータの検索エンジンのような機能が備わっています。

みなさんも毎日のようにパソコンや携帯で検索エンジンを利用しますね。コンピュータの機能の中でも特に便利なもののひとつです。何かわからないことがあるとき、キーワードを入力して検索すれば、最新の情報がいつでもどこでも瞬時に得られます。

ただし、ごぞんじのように、検索エンジン自体に大量の情報が保管されているわけではありません。検索エンジンは、コンピュータシステム全体を俯瞰し、必要な情報が保管されている場所を一瞬で見つけ出せる。それで目的を達成することができるのです。

わたしたちの前頭葉にも検索エンジンのような機能があります。

前頭葉には、からだのあらゆる部位より感覚情報が集まってきます。また、大脳辺縁系や脳幹の視床下部などからも、動機や覚醒状態に関する情報が入ってきます。

前頭葉は、そのすべてを瞬時に見渡し、必要な情報を認識して適切に判断するという機能を担っています。

からだを動かすために筋肉が必要なように、頭を働かせるにはこの前頭葉の認識機能が筋肉のように機敏に確実に動くことが必要です。

わたしたちがいつもさっとじょうずに問題解決のできる人間であり続けるためには、つねに前頭葉を使い慣れていなくてはならないのです。

前頭葉は「その人らしさ」をつくり出す

また、前頭葉には情報を認識して総合的に判断した結果、自分の意思を決定し、行動に移すという「実行機能」が備わっています。

これは、人が自立して生活し、目的に沿って動ける、最も大事な能力といえます。

それゆえ、前頭葉は脳のほかのどの部分よりも「人格」に関係しているといえるかもしれません。その人らしい行動パターンや感情の表れは、実際には脳の中で起こっていることの反映だからです。

万が一、何らかの疾患にかかり、前頭葉に大きなダメージを受けてしまうと、その人の人格に大きな変化を引き起こします。


わたしはこれまで脳外科医として、そのようなケースを数多く経験しましたが、特に、前頭葉底部にある眼窩前頭皮質という部位を損傷すると、文字通り人が変わったように感情的になったり、イライラを爆発させるようになったりして、対人関係に支障をきたすようになります。眼窩前頭皮質は、感情や衝動のコントロールに関係しているためです。

前頭葉の危険シグナルを見逃すな

寝不足になると記憶力が落ちる。しばらく人に会って話していないとうまく話せない。

このような顕著な症状があって、記憶や言語能力に関して機能がじゅうぶん働かない場合、最近は、その原因が脳にあることも考えられると、多くの人が理解するようになってきました。

しかし、どこでも見聞きするような生活による脳のダメージや疲労が原因で、その人間に危険シグナルが出ているときは、まだまだその原因が脳にあるというふうには理解されにくいようです。

たとえば、いつも徹夜続きで疲労過多の人に「イライラ」「気まぐれ」「無関心・無反応」「動きが鈍い」などの兆候が出ていたとします。

「脳のせいじゃありません。もともと彼はそういう性格なんです」

よくあるまわりの人々の評価とは、このようなものでしょう。

しかしこれは、わたしに言わせれば脳の第三層を正しく取り扱ううえで、見逃してはならない危険シグナルです。

もし自分自身や身のまわりの方々に、衝動性や気まぐれ、無関心、のろのろといった傾向が見られたなら、性格などではなく、原因は前頭葉のダメージかもしれないと見抜けるようになっていってください。

休ませることがいちばん重要

前頭葉は、中枢神経系をコントロールし、どう制御するかを指示する最高司令官です。

わたしたちの日常には、絶えず多彩な状況が生まれます。それらに対する適切な対応は、いつも同じものではありえないはずです。

ですから、ものごとを決められずに悩むことは、脳機能からみればたいへん正常な状態といえますが、最高司令官が疲れきっていては悩むこともできず、適切な判断力や機敏な実行力も低下してしまいます。

それでは、前頭葉にベストパフォーマンスを発揮させるコツは、何でしょうか。

あたりまえのことですが、第一に、脳をきちんと休ませることです。

これはとてもかんたんなようで、これまでほとんどの人がちゃんと守っていない、脳の第三層におけるいちばん重要で基本のポイントです。

入力だけでなく出力が大事

そして前頭葉は、休ませた後、使うときにも重大な注意点があります。

それは「出力（アウトプット）」まで行って初めて、前頭葉を「使った」ことになるということです。これもかんたんなようで多くの人が気づいていない落とし穴です。

たとえば新聞で考えてみましょう。

記事を黙読するだけでは、じつは前頭葉を使ったことにはなりません。必ずからだ（目、耳、口、そして手足など）を動かして、記事を音読したり、書き写したり、要点をまとめたり、誰かに話したりといった「出力」を行ってください。

むずかしくとらえなくて大丈夫です。テレビを見てもいいのです。

ただし、見て脳に「入力」したならば、必ずそれをマネしたり、実際に見にいったり、誰かに話したりして、この世界にあなたの脳の中にあるものを「出力」しましょう。

毎日一行でも自筆で文字を書く
人に会ったら必ず挨拶をする
毎日通る道は意識して変える
一日に一度、鏡の前で自分の姿勢を確認する
会話の少ない日は、新聞などを音読する

これらは「どうやったら頭が動くようになりますか」という患者さんの質問に対して、必ずわたしが申し上げるアドバイスです。

こんなかんたんなことでよいのですから、すぐ始めてみてください。前頭葉がしっかり

動くようになるのがわかると思います。

出力することは、第三層が枯れずに育つ最も大切な原則です。

やはりノートが役に立つ

そこで、第三層を育てるためにも自筆ノートが非常に有効です。

第一層（脳幹）と第二層（大脳辺縁系）のコントロールのために例示したノート（※一三四頁）を参考に、さらに次のことに注意して続けるとよいでしょう。

予定は必ず文字にして書き出す。

今日は昨日と何がちがうか、毎日考える。

かつて一般の健康な希望者の方々に通信講座の健脳セミナーを行った経験からいっても、具体的にノートをつける習慣を三か月続けることができれば、脳は変わります。三〇代から九〇代の受講生の方々みなそうでした。

また、わたしの高次脳機能外来に通う方々の改善例から見ても、第三層のためにはまずどんなかんたんなことでも入力して実際に出力し、神経の流れをうながすことがいちばん大切です。

もの忘れは問題ではない

高度の認知症の患者さんは、決まって、「わからない」「忘れた」「知らない」「めんどうくさい」という言葉を連発します。

この言葉は「出力」がなく、すでに「考え無精」という状態にあることを示しています。わたしたちも、このような言葉をふだん使いますが、これらの言葉は明らかに大事な大脳新皮質が使われていないことを意味しているのです。おおいに気をつけたいものです。

外来診察室の中でくり返し聞くこれらの言葉は、患者さんたちが、もう意識的に頭を使って考えなくなっていることを意味します。

ときどきもの忘れがあり、自分は認知症になったのではと心配してやってくる人もいますが、日々忘れない対策をし、「めんどうくさい」などの言葉が出ないように努力している方であれば、認知症とはいえないとわたしは考えています。

ある意味、人は考え続けているかぎり、認知症ではないと思うのです。

自分の脳を使って考え続けている。そして外部にそれを示す言葉が発信されている。これがその確証となる要素です。

「どうしよう。この前、大事なところでど忘れしてうまく言葉が出てこなかった。やはり練習不足なんだな。ほんとうに努力が足りないと思うよ」

たとえばこういった言葉には、活動を続けているその方の大脳新皮質の存在がよく感じられます。

もの忘れにも同じようなことがいえます。ある日起こったもの忘れについて、

「忘れてしまった。どうしよう。困ったなあ」

こう言っている人は、大脳を使って問題を解決しようとする考えが起こっています。

つまり、思考が継続できているのです。

ですからそこで「忘れた」と言い、それ以降なにも考えない人とでは、後々大きなちがいが出てきます。

思考が継続しないとはどういうことか、ここで患者さんをひとり紹介しましょう。

CASE 前頭葉が機能していない「考え無精」

その方は、自宅の前を通り過ぎてしまったという主訴で外来にやってきました。

ふつう、人は、最初に失敗した段階で、次は失敗しないように慎重に行動します。しかしその方の場合、何度も同じことをくり返したのです。これは前頭葉が任務放棄し、注意すべきところを注意しなくなる「考え無精」の症状です。

じつは外来にも自分から来たわけではありませんでした。区役所の福祉相談員といっしょに来たのです。

その方は七二才、独身、男性。九州出身で、東京に親戚はいません。昨年暮れまでは、警備会社に勤めていましたが辞めたそうです。理由はわかりません。会社を辞めた半年後、「お金がない。もう生活していけない」と言って区役所に飛び込みました。

役所の人間がひとつひとつ話を聞いていくと、彼には、貯め込んだ財産が銀行や証券会社にじゅうぶんありました。

でもその自分を振り返ることができないのです。これも考え無精の特徴です。

彼はある日、自分の財布を開いて、一万円しか入っていないと気がつきました。そこでパニックになった。

自分の財産は全部で一万円しかない。もう生きてはいけない。

誰でも、感情的に興奮すると、それ以上考えが進まなくなり、この患者さんと同じような現象を起こします。しかしそれは一時的な前頭葉の機能不全です。

この方も、まわりに誰か冷静な人がひとりでもいれば、こうはならなかったかもしれません。

人は、毎日同じような生活をしていると、次第に思考は硬直化し、ついには考え無精に陥ります。

ですから、いくつになっても周囲との交流は絶ってはいけないし、楽だからといって同じ、変化のない生活をしてはいけないのです。

わたしは、社会とのコミュニケーション能力の維持と変化のある生活の維持が、もの忘れを気にするよりも大脳新皮質の機能維持には特に大切なものだと思っています。

記憶の話

脳機能の話になると、必ず記憶がいい・悪いなどの話が出てきます。

そして、いかに多く覚えられるかが課題だといいます。

しかしわたしは、脳の全体の機能にとって記憶の話はあまり意味のないことと考えています。

記憶は脳機能の一部です。記憶力を誇り、他人より多くのことを知っている、覚えていることが数多くある。そのことに、この時代、驚くほどの意味があるでしょうか。

ものごとは、量より質だと思います。ただ覚えているだけは意味はないと思うのです。むしろ、まわりの人とコミュニケーションを取り、過不足をつぐない合えることのほうが、人という社会的な動物の立場としては重要なことだと思います。

そもそもすべてのことを知っていて、すべてを記憶できる、そんなことは誰にもありえないのです。短期記憶（＝一時的にものごとを記憶する能力）を考えてみても、マジックセブンという言葉が示すように、人間は5±2程度の要素以上を記憶することはできません。

それ以上多くなったら、誰でも自分の短期記憶の容量からあふれてしまうというわけです。

楽《らく》し過ぎも使い過ぎもNG

脳が「仕事」をしている状態とは

ここでひとつ、ぜひ理解しておいていただきたいことがあります。

脳にとって、仕事とは何でしょう。

ひとくちに仕事といっても、ひとりひとり想像する中身は異なると思います。

サラリーマンとして働いている人は、会社で働いていることがまさに仕事でしょう。

家庭で家族を支えている主婦にとっては、家事や子育てが仕事といえるでしょう。

ではたとえば、個人的に休みの日には大学に通って熱心に勉強しているサラリーマンの方がいたとしたら、どうでしょう。

その人のしている勉強は、現在の会社の仕事とは分野が異なるかもしれませんが、それも「仕事」というべきだと考えます。

つまりここでいう仕事とは、「頭を使って考えなくては成し遂げられないこと」を示していると考えてください。

頭を使って考えてなにかを成し遂げる仕事をする際、気をつけなければいけないことがあります。

「脳の仕事は、させ過ぎてはいけない」ということです。

これは第三層の取り扱いにおける三つめの基本事項です。これからは、一日の中でどのぐらい脳に「仕事」をさせているか、その量をいつも意識するようにしてください。

仕事量を正確につかむ

脳に仕事をさせるとき、わたしたちは常に時間を意識している必要があります。気がつかないうちに、いつの間にかずいぶん時間が経過していた。このようなことは誰にでもありますが、無意識にしたことであっても、仕事の量が多過ぎるとからだに疲労が蓄積し、脳にとっても活動性を低下させる要因となります。

あくまで多過ぎないように、一日の中での全体量を考えて仕事をするようにしましょう。

よくある仕事量の勘違い例を紹介してみます。

たとえば家庭で奥様が病気になったとします。ご主人は、職場での仕事が終わったら自宅で奥さんの代わりに家事をして働くかもしれません。

あるいは勤めから帰った後、家ではそのまま休むひまもなく、年をとった親御さんの介護に入っている。最近はこんな場合も多くあるでしょう。

このような場合、その人の仕事量は職場での仕事と自宅での仕事、この両方を足したものだと考えなくてはなりません。

ですが本人は仕事は勤めのときだけだと思っているので、自分の仕事量は多くないと勘違いしています。

しかし実際の仕事量は倍ですので、長く続けると過労状態となり、抑うつ症状など、精神的に異状を呈することがありうるのです。

脳の仕事に定年はない

そのいっぽうで、やはり長年、定年を迎える方々の脳を診てきた医者の観点からは、「脳の仕事は、やめてはいけない」ということもアドバイスしたいと思います。

脳の仕事に定年はありません。これはとても大切なことです。脳をなまけさせてはいけない、いちばん大きな理由をはっきり述べましょう。

脳は自分ひとりだけの力では、その機能を維持できないからです。

うまくいくとき、脳は考えていない（仕事をしない）。

うまくいかないとき、脳は考える（仕事をする）。

脳にとっての「仕事」とはそういうものです。仕事がうまくいき、早くそのプレッシャーから解放されれば、脳は楽をすることができます。

が、世の中の多くの仕事（＝頭を使って考えて成し遂げようとすること）は、他者との関係から発生するものです。自分以外の人間が関係する以上、仕事は、どんなに慣れていても毎回必ずうまくいくというものではありません。

だからこそ、脳が考える（仕事をする）のです。

人を相手に働き続けよう

人は社会的な動物ですが、そこで結び合う人間関係は、もともとむずかしいものです。たとえ仲のよい夫婦であっても、二人が同じことを考えているとはかぎりません。

相手がどう反応するか、毎度毎度、頭を使っていたら疲れますので、人はなるべく考えないため、失敗しないために、できるだけ同じようなことをしようとし、新しいことを避けようとします。

認知症に陥り、考え無精が症状として起こった人は、いつも同じ道を通る、いつも同じところで同じギャグを言うなどの常同行動を取ります。

このようにならないための対応策は何かと問われれば、わたしは、いつまでも世の中で働き続けることだと答えます。

人が関係する業務であれば、たとえ関わる者が自分と相手の二人だけだったとしても、他者を相手にしている以上、毎日、状況が同じということはありえません。必ずどこかに新しい変化があります。

その変化が脳を動かしてくれるのです。

とかく脳は楽《らく》したがる

わたしたちは誰でも、現状に甘んじていたいという思いを持っています。

しかし、同じ状況が長続きすることはなく、特に年齢は、確実にわたしたちの上にのしかかってきます。

人は望むと望まざるにかかわらず、つねに変わっていかなければならないものです。

たしかに、変化のない生活やパターン化した仕事は楽です。

しかし自分の生活スタイルを守り、新しいことや辛いことを他人任せにしていると世の中の変化に疎くなっていきます。

仮にその変化に気づいたとしても行動を起こすことができず、仕事に支障が出るようなことも起こってきます。

人間、気分のよい楽な環境にいるときには、いつまでも今の状態が続いたらいいのにと思うのがふつうです。このような性質を脳の「状況依存性」といいます。

安定と変化のバランスをとる

この、脳の状況依存症への対策は、生活の中に変わらない部分と変わっていく部分の両方をバランスよく持つということです。

変わらない部分というのは、起床時間、睡眠時間など、生活の基本時間を規則正しく守り、休日は必ず確保するなど、基本的な生活習慣を守ることと考えてください。

規則性のない生活は、どうしても脳活動を不安定にしてしまいます。

特に感情系が不安定となってしまうので、変化に対応するリスクを過大に感じてしまい、環境を変えたり、新しく何かを始めたりすることに対して過剰に防衛的になってしまいます。

このような状況にならないためにも、わたしたちは生活をきちんと整えていくことが大切なのです。

規則正しい盤石な生活習慣は、脳を安定させるのにじゅうぶんな土台となります。

すると、新しい活動を始める際にも、安定している生活の一部を変えるだけなので、混乱も起こしにくくなります。

かといって、生活に変わらない部分しか持っていない人は、時間の経過とともに、がんこになっていきます。

脳の持つ状況依存性は、ふだんから小さな変化を脳に対応させることで克服できますが、生活をいっさい変えず、その克服努力を怠ると、脳は次第に硬直化していきます。

その結果、今の環境から一歩も離れたくない。家族や親しい人以外とは誰とも関わりたくない。新しいことは、何もしたくない。などと強く思うようになっていきます。

そうならないためにも、ふだんの生活の中に、変えていく部分を持っていることは、大切なのです。

状況依存に陥らないコツ

変えるときのポイントは、なるべく小さく変えることです。

たとえば、職場や友人との付き合いを増やすように努力する。毎年必ず一項目でもいいから新しい課題をつくり、勉強する。などというように、少しずつ新鮮なことをする機会を持つようにすることです。

このようなことが、大きな変化にも対応できる強い自分をつくることにつながります。

中高年になると、職場でも家庭でも徐々に役割が変わっていきます。そのような状況で、与えられた役割に自分をうまく適応させていく。そういった変化への対応力が求められるようになってきます。

大きな変化は、それが長く続いた場合、本人にはストレスとなってしまいます。

しかし、次に何が起こるか、その変化はいつまで続くか、そういったことが予見可能ならば、ストレスは少なくなります。

ですからなるべく早く変化を予測し、それを小さな変化として生活に組み込むことが大切なのです。

対応力は育てなければ育たない

ただ、変化は必ずしも身近なところから起こるわけではありません。

わたしたちは、世の中の動きをよく観察している必要があります。

世間から求められている新しい需要や役割を、自分から積極的に求めていきましょう。

時代は絶えず変化しています。わたしたち自身も周辺環境の変化に自分を合わせていく必要があります。

自分を変えられないということは、安定ではありません。ときには、世の中から取り残されることを意味しています。

極端な場合、これからの社会は前と同じ仕事はもうなくなった、続けようにも続けられない、ということもありえるのです。

今の自分の生活スタイルを守る。そのことばかりに執着している人は、次第に状況依存的になっていきます。そして、その状況から逃れにくくなっていくのです。

四〇代以降は、変化への対応力を意識して育てるように努力してください。

脳は使い続けることによってのみ維持される

世の中は目まぐるしく変わります。これをおもしろいと思う人もいるいっぽう、時間よ、止まっていてくれ、と、環境の変化をつらいと思っている人もいるでしょう。

おもしろいと思うかつらいと思うかは、その人の価値観が大きく影響します。

ただ、脳は、変化するときに働き、変化しないときには休んでいるという活動の原則があります。

したがって、つらいからといって休み時間を多く取れば、結果的に維持されている自分の能力まで下げてしまうことになるのです。

大脳新皮質の能力は、使い続けることによってのみ維持されます。いそがしくてつらくても、がんばって環境の変化を乗り越えていけば、結果的にその対応経験は脳の中に次の新しい対応力をつくることになります。

環境変化は、わたしたちの脳を鍛え、育ててくれるものだともいえるのです。

環境以上に本人の姿勢が大事

ほんとうはそんなことはありえないのですが、自分を取り巻く環境を変化しないものだと思ってしまうと、対応は自然にパターン的になっていきます。

楽な環境は、脳の求めるものです。脳は仕事をしなくてすみますから。

もともと環境にうまく適応することはやさしいことではありません。どこかで挑戦をあきらめてしまう人は、少なからずいることでしょう。

意欲を失わず、いつまでも努力し続ける、それは、わたしたちの永遠の課題かもしれません。

環境の変化に対応しなければいけないとき、それにかかる時間と体力を知っている年長者はたいへんさを予測し、その状況を苦労と感じてしまいます。

しかし脳の第三層の鍛錬には、変化する環境が必要なのです。

ただ、変化する環境の中にいれば自動的に鍛えられるかといえばそうではありません。みずから環境に適応しようと意図していることが必要です。環境を体験し、自分で解決策を見つけて初めて、真の実力となるのです。

四〇代からは制限速度で

健康の「制限速度」とは

日本は、世界でも有数の安全な国です。

きわめて安全な社会、それが成り立つ理由のひとつには、国民のひとりひとりがそれぞれ役割や社会のルールを守っていることが挙げられます。

健康にも同じことがいえます。

たとえばわたしの外来に通院している患者さんは、それぞれわたしから（それほどむずかしくない）宿題が課されています。

なかには三〇年以上通院されている人もいて、そのうちのひとり、現在九〇歳の方は、自分のまわりで腰の曲がっていないのは自分だけです、とおっしゃっています。

この世代の方は、一般的に、自分の気持ちを制御することがたいへんおじょうずだと思います。

現在の医学はとても進歩していて、健康であるために守るべき制限速度をズバリ教えています。

実際の車の運転と同様に、「制限速度」とは「それ以上の速度を出すと、トラブルが起こる可能性のある数値」ということになると思います。

制限速度は自分で守るもの

以下の概念を知らない人はいないのではと思いますが、あえてもう一度申し上げます。

「ある年齢になって、食事を摂り過ぎると必ず肥満となり、何年か継続すると生活習慣病が起こる」

これがメタボリックシンドロームの概念です。

医学的に考えれば、二〇歳を過ぎれば、もう先天性の病気は稀となります。

四〇歳くらいでかかる病気は、事故か生活習慣病によるものです。

六〇歳以降の病気は老化によるものか、やはり生活習慣を原因とするものです。

つまり健康は、基本的に「欲望の制限速度」を守れば維持することができるものであり、逆にそれを守らなければ維持することができず、病気が起こってくるというものなのです。

制限速度を自分で守るとはどういうことか、いくつか例をあげてみましょう。

CASE 自分の意志でタバコをやめる

昔、医者の中にも相当数、タバコを吸っている人たちがいました。わたしの同級生にもたくさんいました。

あるとき、その中のひとりが突然死しました。当直医たちの利用する仮眠室で、朝起きたら、隣で亡くなっていたのです。

発見した同級生の医者は、こわくなってその日からタバコを止めました。禁断症状が強く、たいへんつらかったそうですが、死にたくなかったので必死の思いでがんばったそうです。

タバコは、動脈硬化を促進します。それは、結果として心臓の血管にも大きく影響し、大事な冠動脈を細くしてしまいます。そしてついに、心筋梗塞が起こってしまうのです。そのことをよくわかっている医者でさえ、同僚の死をまのあたりにして、ようやく欲望にブレーキをかけることができたくらいです。

制限速度を守るために、わたしたちはどれほど意志固くあってもよいだろうと思います。

CASE 脳に情報をフィードバックして体重と血圧を下げる

ある会社の社長さんの例です。肥満傾向となり、血圧も高値が長く続いていました。わたしの外来で、その方は、どうしても仕事で夜の付き合いがあるから、夜の食事は減らせない、お酒もやめられない、と、がんこに言い続けていました。

しかし、ある年齢を超えて、夜に食べ過ぎたり飲み過ぎたりすれば、必然的に肥満となり、いやおうなく生活習慣病になります。

そこで、生活記録として毎朝血圧と体重を測り、外来時に持ってきていただくことにしました。

すると、記録をつけることが気になり、自分で夜の食事を制限し、それを数週間続けてみることができたそうです。結果、そうすれば血圧も体重も下がってくると自覚できたのです。

お酒も大好きなのですが、その日の朝の体重、血圧の数値を考慮しながら自分で酒量をコントロールできるようになってきました。

この方は、制限速度を自分で守れるようになったということです。

積極的に内視鏡検査も受けるようになり、七〇歳を過ぎた現在も現役で働いています。

脳にも制限速度がある

さてわたしの申し上げたい本題はここからです。

からだだけでなく、脳にも制限速度があります。

自分の脳を使って、脳の制限速度を守ることが必要だということです。

みなさん体験したことがあるかと思いますが、わたしたちは誰でも、徹夜をするともの忘れを起こします。大脳新皮質のためには、脳の制限速度を守った行動が重要です。

具体的に、脳の制限速度とは「脳を働かせ続けてよい時間量」のことです。

脳には、毎日、一定時間の睡眠時間が必要で、さらに、ある程度緊張した仕事が続いた後には、きちんとした休息時間が必要です。つまり脳は、休み休み使わなければ正しく機能できないということなのです。

産業医の世界で労働者の健康管理上、よく出てくる言葉に「長時間残業」があります。これもある意味、脳の制限速度を述べたものです。

徹夜をすれば、もの忘れが起こります。そして、それを何日も続ければ、錯乱することだってあります。

要するに、休みを取らずに仕事をやり続ければ、誰の脳にも機能障害が起こってしまうのです。

血圧は脳の制限速度そのもの

血圧の高いことは、脳の血管によくありませんが、そのほかにも脳全体への悪影響があります。

脳には脳内の血流量を自動的に制御する機能がついています。ところが、最高血圧が一六〇を超えると、局所脳血流量（活動に応じて脳の各部位に分配される血液の量）は下がってしまい、正常コントロールができなくなってしまうのです。血圧が高ければ、血液はたくさん流れていいのではないか、と考える方もいるかもしれませんが、そうではないことに注意してください。

勢いよく流れる滝のまわりや急流の川岸を考えてみましょう。流れが速いところは、周囲に水中の栄養分を渡すことができませんね。栄養分が残って岸辺に水草がたくさん生えているのは、流れがゆっくりとなった中流域くらいからです。血管も同じです。血管のまわりには栄養が必要ですが、血圧が高く血管中心部の流れがあまりに速いと、かえって周囲に流れ出す圧は低くなってしまい、栄養供給力が下がるのです。したがって高血圧はそれだけで脳を枯らすといえます。

このように、基本的な脳の健康のためには、毎日のじゅうぶんな休息と睡眠、そして、正常にコントロールされた血圧という、脳の制限速度の遵守が非常に大切なのです。

感情をコントロールする

そのうえで、脳をいつも冴えた状態に保つにはどのようにしたらいいのか。

睡眠、食事などいろいろありますが、やはりわたしは、生活の中でいちばん大切なことは、感情をコントロールすることだと思います。

職場でトラブルがあり、その責任を厳しく追及された。クライアントからしつこく理不尽な要求をされた。

社会人であれば、誰でもこのような経験はあるのではないでしょうか。

このようなとき、あなたはどうしますか。

自分の感情を、そのままには発言できない。思うように発言するとトラブルが発生する。

このようなストレス状況は、わたしたちの生活の中で、さまざまなところで発生してきます。

感情はほんらい個の生存に不可欠

第四章で述べたように、脳内の感情的な情報の処理は大脳辺縁系で行われています。

その大脳辺縁系に対するブレーキ役も含め、ものごとの理性的な処理は大脳新皮質で行います。

しかしほかの動物の場合と同じように、ものごとの感情的な処理は、わたしたち人間が生存するという意味において、本能的な機能として重要です。

感情的な反応は、わたしたちの持つ動物的な防御機能で、この機能のためにわたしたちは自分に不利な状況に対して不快な感情を起こし、うまく対処できるということがありますから、必ずしも悪いことではありません。

ですが、その感情の波のままに動くと、ときには社会で人とうまくやっていけないことがありますし、それが後々の行動や活動の障害となることもあります。

だからこそ個を離れて考える癖をつける

ほんとうに困った、どうしようと、頭をカッカさせて考え込んでいるとき、隣にいる同僚にどうしたらいいだろうかと意見を求めると、こちらがはずかしくなるほど明快で、正確な答えの得られることが少なくありません。

なぜ他人は、このようなとき冷静な答えを出せるのでしょうか。

その理由は、同じ情報を聞いても他人にはその情報に対するよけいな感情がないからです。事実だけを見て理性的に判断できるから、明確な答えが出せるのです。

わたしは、自分の感情をコントロールするには、「ほかの人はどう考えるだろうか」と考えを広げる癖をつける必要があると考えています。

これは、わきあがる感情に対して、ワンクッション置くという意味です。

そのときに起こる自分の感情に流されるまま考え続けるのではなく、一度立ち止まって考える癖をつけるということです。

なにごとも最後までやらなければ気がすまない。そのような人は多いと思いますが、感情的になって興奮した段階で、もう一度考え直す習慣、それも、他人ならばどう考えるか想像する習慣をつけておくことは、感情のコントロールにとても重要だと思います。


わたしも最近は、息子たちに意見を求めることがよくあります。

大人になった息子たちの意見は、やはり新鮮で興味深いことが多いです。当然ですが、大人になったら、息子たちも違う世界で暮らしているのです。

わたしの場合、いちばん近い他人は、自分の息子たちということになります。

感情から自分を物理的に引きはがす

今述べたように、自分とは違う人の理性的な脳を拝借するというのもひとつの方法ですが、自分の脳をうまく使う感情コントロールの方法もあります。

人は理性と感情を同時に働かせることはできません。

理性と感情は、脳の違う場所で処理されているからです。

実際、頭をカッカさせている人は、じっと座って怒り心頭に発しています。世の中、ジョギングしながら怒っている人はいません。

理性的な対処をするように働く大脳新皮質には、運動機能も含まれています。よく聞く話に、怒りで頭がいっぱいになっている部下などに対して、しばらく外を歩いて頭を冷やして来いということがありますね。これは脳科学的にも正しい対処方法です。

足を動かすことは、大脳新皮質を動かせることにつながります。

もともと神経活動と脳血流との間には、比例関係があります。

神経活動の盛んな箇所には、血流が多くなるというのは決まった法則です。いっぽう、感情が高ぶっていた大脳辺縁系では、大脳新皮質運動系に血液が多く流れることによって、結果的に血流量が少なくなっていきます。

その理由はあきらかです。心臓から頭に送られる全体の血液量は、つねに一定だからです。片方が多くなれば、片方は少なくなるのです。

そしてそのことにより、「物理的に」脳機能のバランスが取れてくるのです。

紙に書き出して客観視する

脳の機能として、感情と理性は、ちがう場所で処理されている。

このことを利用して、感情をコントロールする方法はほかにもあります。問題となっている事柄を、一度紙に書き出して並べてみるのです。わたしもやっていますが、これもおすすめの方法のひとつです。前述のように、ノートをつける習慣があるとよりやりやすいですね。

紙の上に文字として書き出すには、当然、時間がかかります。脳の解釈にも時間がかかります。

この、時間がかかるということが重要です。

時間がかかれば考える余裕をつくることができ、頭も冷却する時間をつくることができるのです。

社会は自分と異なる考え方、価値観、要求、さまざまな感情を持つ人々によって構成されています。このことを、ある程度理解して活動することが、社会の一員であるための重要な条件です。

このようにして、自分の感情をうまくコントロールする習慣ができれば、社会に参加し実力を発揮するための大きな礎ができあがると考えます。これは第三層の取り扱い方の四つめの重要事項といえるでしょう。

大脳新皮質は「永遠の開拓者」

うまくいくことは前頭葉の仕事ではない

仕事は、うまく早く終わってほしい。誰でもそう思っています。

では、うまく仕事をこなしている人が、これまで自分の仕事は何回どんなふうにじょうずにできたか、くわしく覚えているでしょうか。

たぶん、本人はおぼろげにしか覚えていないと思います。わたしも、自分でうまくいったと思う仕事は、特に印象深い点以外あまり覚えていません。

このように、自分でうまくいったことは、あなただけでなく誰でも、行った当人自身が覚えていません。それはなぜでしょう。

基本的に人というのは、うまくいったことは特に記憶に残らず、またその行為も（それがうまくできているにもかかわらず）考えて行っているわけではないからです。

たとえば歩くとき、右足を出して、次に左足を出して……と考えているでしょうか。いえ、決して考えていないと思います。しかし逆にうまく歩けないとき、つまり失敗したときは、まちがいなくそのことを印象深く覚えています。

このように、うまくいったときは脳が考えておらず、うまくいかないときは脳が考えている。これを「流暢性の原則」といいます。

ダンスやスポーツ、楽器の演奏などがわかりやすいかもしれません。それが流暢にできるのは、いちいちその行為に頭を使っていないときです。そしてその流暢性を得る前には、いっしょうけんめい考えて行為し、何度も失敗する練習の期間があったはずです。

もちろん、どこまでを「うまくいった」「うまくいかなかった（失敗だった）」とするかは、人によって違います。努力家の人は、いつもうまくいっていないと判断し、自分はダメだと思っていますから、つねに前に向かって努力しています。いっぽう、多少のミスは問題ないと思う人は、なんでもすぐに「うまくいっている」と判断し、考えて練習する努力をやめてしまいます。

ここで疑問がわいてくると思います。

考えずに行って、でもうまくいく。その記憶は、どこに残っているのでしょうか。

うまくいくと脳はそれ以上深く考えない

ひとつは、みなさん驚くかもしれませんが、その記憶は「外部機器」に移ったと考えてよいのだろうと思います。

かんたんな例を挙げてみましょう。

今、他人の電話番号を覚えている人はいるでしょうか。

わたしはほとんどいないのではないかと思います。わたしも覚えていません。昔は誰もが手帳の間に住所録、電話帳をはさんで持っていました。

現在は電話をかけるだけで携帯電話自体に登録されます。後で詳しい住所などの情報を入れておけば、かんたんに新しい情報源として活用することができます。

このように、コンピュータのソフトが充実し、使いやすくてまちがいがなくなると、それを使えるのがふつうとなり、ついにはほんらいの記録したり覚えたりする習慣まで忘れ、すべてを依存するようになります。

これが現代の「うまくいく」ということです。

そしてわたしたちは、さらに考えることが少なくなっていく、と思います。

だからこそ次の開拓に移れる

では、このようにして「うまくいく」ということは、ほんとうにわたしたちの脳の機能を落とすことでしょうか。

わたしたちは、いつまでも電話番号を空で言えなければいけないのでしょうか。

わたしは、そうではないと思います。

すべてがうまくいっている。それでまた、考える余裕ができる。それでいいのではないでしょうか。

脳に余裕ができ、そのことによってわたしたちはほかのことにまた時間を使えるようになるのです。

「自動でうまくいく」を担当する小脳

もうひとつ、考えずに行ってもうまくいくようになったことを記憶しておく場所があります。みなさんは中枢神経系にある小脳という組織を知っていますか。

場所は、左頁の図に示すようにみなさんの首の上、ちょうど後頭部の下にあります。

理化学研究所によると、大脳の神経細胞の数が、数百億個であるのに対して、小脳の細胞は千億個もあるそうです。神経細胞の数だけからいえば、小脳は別に小さな脳ではないのです。

小脳は、運動に対する調節機能が有名です。

スポーツで、競技がうまくなりたいとき、先輩や指導者から「いちいち考えていないで、身体で覚えるようにしろ」と言われます。

このとき大事な役目をするのが小脳です。このことは、昔からよくいわれています。大脳にくらべて、この小脳の細胞の数が極端にちがうのは、どうしてでしょうか。

うまくいかない間は前頭葉、いくようになったら小脳

わたしは、次のように考えています。

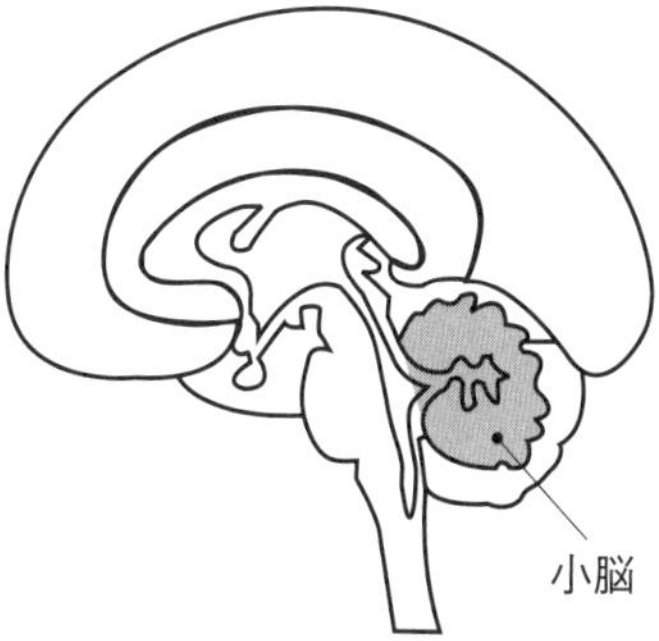

身体で覚えるというのは、ちょうど動きというプログラムをつくっていくことです。

前頭葉をけんめいに働かせて、何度も失敗し、動きをくり返すことで一連のパターンが完成していきます。

相手のボールを見て、来るとわかったらそちらに向かって急いで走り、ライジングを合わせてラケットを振り出し、ボールを叩く。たとえばこれはテニスのライジングショットの動作ですが、うまくなるとこんなことはもう意識していません。

長くトレーニングをくり返して、大脳と小脳との間

でうまくプログラムができると、もう人はいちいち考えなくても俊敏に反応することができ、からだを自由に動かすことができるようになるのです。

運動だけでなく思考パターンも小脳に

よく考えてみると、わたしたちの行動の多くに、この「自動的にうまくいっている結果、いちいち考えなくなっていること」が、数多くあることに気がつきます。

このようなことは、思考の世界にもあるのです。

たとえば、将棋の棋士たちは、小さい頃から訓練をくり返してプロになっていきます。そのような人でも試合にのぞんで思い出せる手の数は、同じ場面に遭遇したアマチュアと、数の上では同じであったという報告があります。

では、それまでに経験した何万という手の数は、脳のどこにあるのでしょうか。

小脳を損傷すると、考えをめぐらすことができなくなったという報告があります。

わたしは、先ほどの大脳と小脳の細胞の数は、担当できるプログラムの数を表しているのではないかと思います。

現代の社会は、数多くのシステムエンジニアが活躍することによって、臨機応変な社会活動を支えています。それと同じように、わたしたちの脳は、日々変化する環境に合わせてプログラムをつくり出し、あるいは書き換えるという作業を、大脳新皮質と小脳が連携して行っているのではないかと思います。

ある程度できあがったパターン化思考は、小脳の関係する思考として無意識に出てくる。

この点がプロとアマチュアの違いになっていると思います。

前述のように、同じ勝負の場面に接して、棋士とアマチュアとで一度に思い出される手の数はほぼ同じ一〇手前後です。でも、棋士には、その手の根拠となる無数の小脳思考による手が含まれていると思うのです。

わたしたちは、どんな分野の人間であっても、それまでの経験を小脳思考として貯蓄しながら暮らしています。

ですから、「うまくいくようになって考えなくなった」経験は、とても重要なのです。

生きているかぎり未完成

カントのたどり着いた思考の臨界点

最後に、脳の取り扱いをきわめて自然にわきまえていた「前頭葉の達人」を、歴史上の有名人物から紹介してみたいと思います。

インマヌエル・カント（一七二四〜一八〇四）は、ドイツの有名な哲学者です。

彼の住んでいたケーニヒスベルクの街の人たちは、カントのむずしい哲学は理解できなくても、彼が規則正しい生活をしていることはよく知っていました。

カントは、毎日決まった時間に決まった道を散歩をしていました。それがあまりに正確なので、街の人たちは、カントが散歩をする姿を見て自分の時計を直すほどだったそうです。

京都大学の近くにも、哲学の道という散策コースがあります。ケーニヒスベルクの街にも、毎日カントが歩いていた道筋があります。

彼がほんとうに歩きながら考えていたかどうかは、本人に聞かなければわかりませんが、カントが散歩を大事な習慣にしていたことはたしかです。

毎日規則正しく、同じ生活パターンを持つ。このことについて、同じパターンの生活をすると、生活に活力がなくなり、脳の力も衰えるのではないかと心配する人もいるかもしれません。

しかし、世の中ではこのカントの例のように、規則正しく生活習慣を守っている人のほうが、最高の思考状態を保ち、大きな成果を挙げていることが多いのです。

これまで書いてきたように、第一層＝脳幹（生命の中枢）、第二層＝大脳辺縁系（感情の中枢）の安定状態が保たれていること。これが第三層＝大脳新皮質という理性の中枢の理想的な状態を導くのです。

さて、第一層と第二層の安定はどのようにして得られるのでしたか。

読者のみなさんも、ここまで読んでもうピンとくるようになってきたかと思いますが、やはり、そのひとつは規則正しい生活習慣だと思われます。そしてこのことを、一八世紀の偉大な哲学者カントは、経験的に知っていたのではないかと考えるのです。

毎日同じ行動を取るというと、読者の中には、前章のピック病に見られる常同行動を思い出す方がいるかもしれません。

でも、規則正しい生活習慣には、それとは明らかにちがう点があります。認知症で常同行動を取る人たちからは、新しい成果物や起こったことに対する反応は、極端に少なくなります。

他方、社会に出て、規則正しい生活習慣を持ちながら活躍している人からは、数多くの新しい成果物が出てきます。

哲学者カントのとても規則正しい生活からは、毎日ちがう思考が生み出されていたと思います。

いろいろなことを思考し、第三層・大脳新皮質のパフォーマンスを最高にする思考状態を維持したいと考えたとき、カントは、生活の中に「量よりも質」を求めたのではないかと思います。

思考そのものに集中でき、それが最高の状態であるためには、ほかのことは制限速度が守られ、より少ない変化の状態であることが必要となります。

つまりカントのやり方は、生活習慣自体をまちがいのない規則的なものとし、思考する時間を限りなく多くする、という流儀ではなかったかと思います。

誰でも一日は二四時間しかありません。その中で睡眠をとり、食事もしなければなりません。そして、脳にも準備時間、整理整頓の時間を与えなければなりません。

わたしは、一日の中で、第三層の大脳新皮質が最高な状態は、午前の終わりと午後の終わりの二回あると思います。逆にいえば誰でも人間であるならば、最高の思考を行うチャンスは一日二回しかないともいえるのです。

わたしたちはあと何回、自分の人生の中で思考の臨界点を超える機会があるでしょう。目的に向かって、チャンスを無駄にしない日々を積み重ねたいものだと思います。

課題を整理して数を減らす

カントのやり方をヒントに、わたしたちがすぐ始められる、脳の第三層のじつにうまい取り扱い方があります。それは考える課題の数を減らすという、思いきった方法です。

わたしは、いつも自分の前にある課題をひんぱんに整理するようにしています。

脳はたしかに、変化に対応すると動きます。ですが、その変化があまりに数多くあると対応できなくなります。

昔、数学で、数多くの変数のある場合の解決法を学びました。変数ひとつひとつに定数を入れ、最高で二つくらいの変数に減らして方程式の数をしぼるのです。そうすると解答が求められるようになります。

毎日の生活の中で、決まったことはルーチン化するということは、数学でいうところの難解な方程式にまず定数を入れていくことにあたります。脳にとって、じつはとても大事なことなのです。


ひとつのことを高めようとすれば、結果的にほかのことは低下する。

人はもともとできることに限界があるのです。

どの能力を維持するか、自分が焦点を決めて、ほかの部分はあえて固定化していけば、その分だけ焦点を当てた能力は高く維持することができます。

そしてそれを長く有効に保って生きることができれば、自分の高めたい脳の機能は無限に拡大維持できると考えます。


ひとつの大きな発想の転換が必要なのです。

ものごとは、何でも自分がしなくていい。

ときには、他人にしてもらうことも必要だ。スマホに記憶してもらう分はスマホに任せる。

このように省エネ的に考えることができれば、脳の可能性はさらに広くなると考えます。

目標を持つということ

目標を持つことの、人にとっての大きな意味は、努力の向かう方向を「見える化」することだと思います。

その結果、今、自分は何をすべきなのか、自分にとって何が大事なのか、判断しやすくなります。

逆に、しっかりとした目標や計画を持っていない場合、置かれた立場や環境からの影響を受けやすくなります。

すると判断自体がそのときの感情に動かされているだけの頼りないものとなってしまいます。

誰でも、毎日の暮らしの中で不安を感じたり、混乱に陥ったりすることはあります。

そのようなとき、感情に惑わされず、第三層の脳（理性）を使うことが必要です。

何らかの目標を持っていれば、感情だけにとらわれずに目標達成のための活動に打ち込むことで、自分の気持ちを切り替えることができます。

わたしたちの毎日の生活を安定させるためには、脳の理性的なコントロールを生かし、日々の活動を安定させていくことが重要です。

目標を持っていると、脳がスムーズに、そして前向きに働くことができます。

それゆえ目標や計画は、理想的な脳活動に必須の要素だと思います。

しっかりした目標は、それを立てるだけで、あなたにとって目に見えない力になると考えてください。

朝は予定を書き出して今日のストレスを予測する

現代はストレス社会です。ストレスは目標達成を阻む大きな障害となりますが、仕事だけでなく、家庭でも、個人の頭の中にも、とにかくそれがあふれています。

根本的な対策とは何でしょうか。


それにはまず、何がストレスかをくわしく知ることだと思います。


わたしは、一日のはじめに今日の予定を書き出しています。

すると、今日、予想される状況が具体的に見えてきます。当然、今日起こるであろうストレスの状況も見えてきます。

そのうえで、実際にストレスに見舞われたならば、なるべく早くそのストレスを解消するように努力するのです。

突発的なできごとは、誰にとっても多大なストレスとなり、大きく感情を動かされます。

しかし、そのストレスの起こる状況があらかじめ予測できていれば、そのときに起こった感情だけにとらわれず、心身ともに対策を準備することができます。

よけいな不安や混乱を起こすことなく、ものごとを処理できるのです。

毎日の生活の中で、ストレスを予測する習慣をつけましょう。

そうすると、自分の感情を安定させやすくなり、自分の脳を理性的にコントロールすることにもつながります。


人は誰でも、誰かと接しながら暮らしています。

自分の持つ大きな目標の中に、誰かの役に立ちたいという項目も足していくと、目標達成のエネルギーはさらに増していくと思います。

そしてその目標は、あなたの大脳新皮質を育てるさらに大きな力となると思います。

仕事をやめてはいけない

社会における仕事は、何であれ、脳を鍛えてくれるものです。

いつまでも冴えた脳でいたいと思うならば、つねに何らかの仕事に関わっている必要があります。

もし仕事をやめてしまうような状況に入ると、脳の力は一気に低下します。これはどんな年齢であっても同じです。

脳力が低下することはおそろしいことですから、わたしたちはいつまでも、何か仕事をしていること、仕事をやめないことが、とても大切なのです。

ただ、ひとつの仕事には限界というものがあります。

わたしも、以前は脳神経外科医の仕事をしていました。しかし、外科医の仕事には肉体的な体力が必要です。したがってわたしは、自身の限界がきたと思った四五歳のときに、脳外科医の仕事をやめました。

しかしそれから、別のさまざまな仕事をしてきています。具体的には院長職、理事長職、産業医などの仕事です。

もし、ある仕事をやめなければならないときには、ぜひ、そうなる前から次の準備をしてください。もう現代は、長い一生をたったひとつの仕事で終える時代ではなくなりました。

現代医学にしたがえば、いつまでもからだと脳の機能を冴えた状態で保つことができます。ですから年齢と体力に合った次の仕事を準備しておく。そのような転職力をつけていく必要があると考えます。

次のあなたを求めている転職力を維持して、いつまでも仕事をやめないように努力してください。転職力とは準備する力です。実際、適切な転職力があれば、人は何歳になってもなりたい自分になることができます。

そしてその意識が、なれる力も強くしてくれるのです。

百年大樹を目指す

そもそも働くという字は、人のために動くと書きます。

脳は、変化に気づくと動く。自分とちがう意見に出あったとき、脳は本質的に、それを理解し、解決しようと働きます。人の脳とはそういうものです。

人は社会的な動物ですから、社会の中で人の役に立つように働くと、脳も働く。

誰もがみな脳を正しく有効に動かし続けている世界に認知症はありません。

このことは、多くの元気な高齢者が証明しています。

元気で長生きすること。それは明らかに、多くの人に接し多くの経験を積み重ねていくことを意味します。

そして、その経験が数多く貯まると、それがその人の、いつまでも消えない財産となっていきます。

そのようにして、生涯成長していくのが脳の第三層、大脳新皮質の本質です。わたしたちは、脳を健やかに保つことで、誰もが世界を俯瞰する大きな樹に育ちうる時代の入口に、今や立っているといえるのではないでしょうか。

まとめ

第三層

大脳新皮質

大脳新皮質に定年はない
脳枯れを防ぐには仕事を続けること
新しい世界を拓き続ければ第三層は百年の大樹に育つ

脳が冴える新6習慣

12 脳の仕事量を把握してきちんと休ませる

13 頭を使うには入力だけでなく「出力」まで行う

14 つねに変化を入れて前頭葉の対応力を鍛える

15 感情を抑制する習慣を持つ

16 一日二回の思考力ピークを逃さない

17 転職力を鍛えていつまでも仕事をやめない

おわりに

与えられた定年認知症というテーマは、はじめ、わたしには重いものでした。認知症は誰もがかかりたくないと思っている病気です。そして、定年という制度も一般的にはかんたんには逆らえない、これまでの日本社会では確立された制度です。

したがって、定年＋認知症という組み合わせは、そのふたつに関係する人々の心を非常に暗くすると思いました。

ですが今、わたしは、もうすでに時代は変化してきていると感じます。

定年制度は見直され、年齢制限も変わりつつあります。六〇歳以降も元気に働いている人は数多くいます。

認知症についても、つねに脳機能の維持に努力し、いつまでも仕事をやめないでいることこそ、いちばんの予防法であると気づき、現にそれを実践して活躍している人を、わたしは何人も知っています。

このことは本文に詳しく書きました。今はちがいますが、いずれ「定年認知症」という言葉は死語になるのではないかと思います。

ここに定年認知症についてひとつのまとめを作ることができ、とてもホッとしています。

わたしが医師になった理由

わたしは一九五〇年に実業家の父とおおらかで優しい母との間に生まれました。それまで家族や親戚に医者になった者は誰もいませんでしたが、高校生のとき、ある理由から医師になろうと決心し、受験、浪人、大学生活を経て八〇年に医師になりました。その理由とは、大好きだった母を襲った医療ミスでした。

わたしの母にはいつも歌がありました。

母は、とにかく温かく楽しく息子のわたしを育ててくれたと思います。学校で困ったとき、父に叱られたとき、いつもそばにいて助けてくれました。

子どものためには何でもしてくれた、そんな思い出ばかりでしたから、一九六八年、母が病に倒れたとき、振り返って自分には何もできない、何も返してあげられるものがないと、人生で初めて大きな衝撃を受けたのだと思います。

そのときわたしは高校生でした。一〇代のシンプルな思考のもと、「何とかしなければ。母を助けるためには自分が医学部に行くしかない」と考えました。

それまでは地元名古屋大学の工学部に進み、航空工学を学んで飛行機を作るという将来像を描いていましたが、その進路はスパッとやめました。この決心については、今もまったく悔やんでいません。

いっぽう父は、小さい頃の躾・教育にはとても厳しい人でした。しかし、わたしが中学に入学してからはほとんど注意することはなくなり、ただひとつ、「からだをしっかり鍛えろ」とだけ言うようになりました。

父がよく口にしていた言葉で、今も頭に残っているものがあります。それは「人のうわさ話は絶対にするな。他人は何をしていてもいいのだ。お前は自分がこれから何をしたいかを考え、今何をしたいかだけを言うようにしろ」というものです。

父は、友達の誰かが何々しているから自分もそのようにしたい、といったたぐいの話は大嫌いでした。けれども、わたしが悩んでいる話は何でも真剣に聞いてくれました。実際に三日ぐらい徹夜で話し合ったこともあります。また父は、英語も数学も知識が豊富で、正直なところ、学校の教師よりも頼りになりました。わからないことは何でも聞けば答えてくれ、自分の知らないことは徹底的に調べて教えてくれました。高校時代、学校の先生に聞くより親に聞くことのほうが多かったかもしれません。

わたしが高校三年生のとき、その事件は起こりました。母は以前から長く糖尿病を患っており、近くの医院に治療のため毎週のように通っていましたが、ある日、薬剤性ショックとなり緊急入院しました。

しばらくして帰ってきた母の姿はたいへん衝撃的なものでした。眉毛も含め、頭髪がすべて抜け落ちてしまっていたのです。女性にとってまったく頭髪のない姿は悲惨なものです。やがて髪の毛と体力は回復しましたが、その原因、治療などに対する医師からの納得できる説明は、まったくありませんでした。

その医師は（当時の医師にはよくある態度でしたが）、家族の質問を無視したり、ごまかしたりするばかりで、息子のわたしが何か訊ねても「子どもは黙っていろ」と言わんばかりの態度でした。

この事件以降、母はその医院には行かず、かなり遠くの医院に通うことになりました。ほどなくわたしが父に「大学は、工学部をやめて医学部に行きたい」と打ち明けても、父は驚きませんでした。

学力はもちろん、どうすればいいのかもまったく知らず、すべてをその時点から考えなければなりませんでしたが、「勉強は自分がやりたいだけすればいい」と言い、浪人時代、あらゆる援助をしてくれました。

わたしとしては、母が病気で、そのために何か役に立つことをしなければ、とまっしぐらに考え、選んだ道でした。「自分がこれから何をしたいのか、それだけを言え」。父から受けたいちばんの教えは、やはりこれだったと思います。医学部は学力的にむずかしいとか、自分にできることなのか、などと考えてみたことはありませんでした。


このようにしてわたしは日本大学の医学部に進学し、医師になりましたが、母はその二年後、五九歳で突然この世を去りました。

しかし母が残してくれた、わたしの医師としての原点——なぜ医師になったのか、患者とどのように向き合いたいのか——は、わたしの精神に深く刻まれています。


わたしはもともと、いわば門外漢なのです。

母を助けたくて、それまで考えたこともなかった医師の世界に飛び込みました。

となりの医師が何をしているか、それをうらやましいとか真似をしたいと思ったことは一度もありません。

ほかの誰のためでもない、患者とその家族の側に立ち、そこに最も寄りそう医師でありたいと思い続けるゆえんです。

定年認知症をあきらめない

脳手術後のボケを防ぐことから始まった脳機能の研究により、九〇年代からわたしのところには、高次脳機能の問題を抱える患者さんたちが次々と相談にやってくるようになりました。

認知症は、高次脳機能障害がいくつか組み合わさって起こります。九〇年代当時、まだ認知症という呼称はなく、認知の問題を抱える高齢者は「ボケ」「痴呆症」と呼ばれ、その原因はほとんど解明されていませんでした。

またその頃、明らかな脳疾患があるわけではなく、四〇代、五〇代と比較的若い年齢にもかかわらず、認知機能に問題を抱える働きざかりの人の例をいくつも診るようになりました。それは当時は「若年性健忘症」と呼ばれ、現在のように若年性認知症という名称で広く知られる世の中ではありませんでした。

当時のわたしのスケジュールは、すべてが同時並行でした。

脳疾患を抱える患者に外科手術を行う。術後の脳機能低下に対処すべくリハビリ中の患者を診る。高次脳機能外来を訪れる人々を診る。

なかでも術後管理の病棟は〝修羅場〟と呼ばれていました。

外科的には手術によって脳の病気は解決しています。

しかし患者さんは認知機能の低下を示し、性格が変わったようにふさぎ込んだり、暴れたり、ときには病院を抜け出したりするのです。

スタッフたちが必死に探すと、患者さんは決まって生まれ故郷の方向に逃げていました。抑制のスイッチが切れたときの人間の行動は、奇妙なほど同じです。それは、現在知られる認知症の徘徊行動ともそっくりでした。

今、振り返り、わたしが〝修羅場〟を経験してよかったと思うのは、脳のどこに損傷があるとどのような認知機能の問題が起きるか、神経の流れから手術、回復期まで一貫して診ることで、脳の各部位とそれが果たす認知機能についての知見が急速に積みあがっていったことです。

わたしには、定年をきっかけに陥る認知症とは、長年使っていなかった脳の部位が引き起こす機能の〝さびつき〟のように見えます。

脳は高度な仕事をしているようでも、それがパターン化してくると一部しか活動しなくなり、残りは眠ってしまいます。機能の低下している部位を突きとめ、それを呼び覚ます生活のリハビリ治療を提案し続けるのは、あきらめてはいけないと思うからです。

臨床医として、四〇年近く脳を見つめてきて、脳のこういうところがダメージを受けると、このような症状に陥るという例を何千と目撃し、経験的に、脳のこの機能はこの部分が担っているな、ということはよくわかっていました。

しかし、これまでそれをこのようにくわしく一般書でお伝えすることはほとんどありませんでした。

また、脳疾患の術後の症状と認知症の症状はまったく同じであることも、ほとんど一般に知られていないことだと思います。

二〇〇〇年以降、脳の働きの解明は飛躍的に進み、これまでわたしの得たような臨床の知見は急速に証明されつつあります。

今なら脳の全体像をある程度わかりやすくお伝えすることができるのではないかと思い、ここまでの内容を書き綴りました。

脳という資本

人には体力と知力という、誰にも備わるふたつの資本があります。

体力という資本は、年齢とともに必然的に低下していきますが、逆に、知力という資本は年齢によって増大し、蓄積していきます。

知力の資本を増加させるために大切なことは、脳の三層構造の機能バランスをよく保つことです。

脳幹の安定を保ち、大脳辺縁系をうまく制御しながら、大脳新皮質に貯め込まれる資本の安定した増大に努力する。そしてこの資本をいつも自由に活用できるように整理しておく。

これは、すべての認知症を予防する唯一の解だと思います。

今後の、みなさんのご活躍をお祈りします。

最後に、集英社学芸編集部の岸尾昌子さんにはたいへんお世話になりました。ここにあらためて御礼を申し上げます。

初めてお会いして、もう約二年です。辛抱強く、詳細に、ていねいに御助言いただいたこと、心より感謝いたしております。

ありがとうございました。

平成二九年三月一日

公益財団法人河野臨牀医学研究所
北品川クリニック所長
築山　節

築山 節
つきやま　たかし

1950年愛知県生れ。日本大学大学院医学研究科卒業。医学博士。埼玉県立小児医療センター脳神経外科部長、財団法人河野臨牀医学研究所附属第三北品川病院長、同財団理事長などを経て、公益財団法人河野臨牀医学研究所附属北品川クリニック所長。脳神経外科専門医として数多くの診療治療にたずさわり、1992年、脳疾患後の脳機能回復をはかる「高次脳機能外来」を開設。著書に『働きざかりの脳がなぜボケる』『脳が冴える15の習慣―記憶・集中・思考力を高める』『フリーズする脳　思考が止まる、言葉に詰まる』『脳と気持ちの整理術―意欲・実行・解決力を高める』『脳が冴える勉強法』『脳から変えるダメな自分』『一生衰えない脳のつくり方・使い方』『いくつになっても、脳は磨ける』など多数

二〇一七年五月七日　第一刷発行

定年認知症《ていねんにんちしょう》にならない
脳《のう》が冴《さ》える新《しん》17の習慣《しゅうかん》

著者　築山節《つきやまたかし》
発行者　茨木政彦
発行所　株式会社 集英社
〒一〇一-八〇五〇 東京都千代田区一ツ橋二-五-一〇
電話 編集部 〇三-三二三〇-六一四一
読者係 〇三-三二三〇-六〇八〇
販売部 〇三-三二三〇-六三九三（書店専用）
印刷所　図書印刷株式会社
製本所　ナショナル製本協同組合

ISBN978-4-08-781561-0 C0095